U0386172

幸「孕」妈妈——

孕产期
营养图典

张 明 ◎主编

黑龙江科学技术出版社
HEILONGJIANG SCIENCE AND TECHNOLOGY PRESS

图书在版编目（CIP）数据

孕产期营养图典 / 张明主编 . -- 哈尔滨：黑龙江
科学技术出版社，2018.5
（幸"孕"妈妈）
ISBN 978-7-5388-9620-6

Ⅰ . ①孕… Ⅱ . ①张… Ⅲ . ①孕妇－营养卫生－基本
知识②产妇－营养卫生－基本知识 Ⅳ . ① R153.1

中国版本图书馆 CIP 数据核字 (2018) 第 058542 号

孕 产 期 营 养 图 典

YUNCHANQI YINGYANG TUDIAN

作　　者	张　明
项目总监	薛方闻
责任编辑	闫海波
策　　划	深圳市金版文化发展股份有限公司
封面设计	深圳市金版文化发展股份有限公司
出　　版	黑龙江科学技术出版社
	地址：哈尔滨市南岗区公安街 70-2 号　邮编：150007
	电话：（0451）53642106　传真：（0451）53642143
	网址：www.lkcbs.cn
发　　行	全国新华书店
印　　刷	深圳市雅佳图印刷有限公司
开　　本	685mm × 920 mm　1/16
印　　张	13
字　　数	120 千字
版　　次	2018 年 5 月第 1 版
印　　次	2018 年 5 月第 1 次印刷
书　　号	ISBN 978-7-5388-9620-6
定　　价	39.80 元

【版权所有，请勿翻印、转载】

怀孕预示着新生命的到来，怀胎十月，每个月都不轻松。你知道吗，宝宝的外貌、智商除了和遗传有关之外，与妈妈在孕期的营养也密不可分。作为准妈妈，你需要时刻关注自身和胎儿的健康。怀孕期间，胎儿需要从母体获得营养，母体自身也需要营养来支撑身体的活动，因此，孕期营养不可忽视。孕妈妈如果能根据胎儿每个时期的发育情况，摄取适当的营养，更有助于胎宝宝的健康发育。

做好营养储备、均衡合理饮食，能为胎儿提供生长发育所需的全部营养，同时也能为准妈补充体力，进而能更好地面对孕产期出现的各种不适。

孕育新生命，饮食很关键。孕期适宜吃什么，又有哪些饮食禁忌，孕妈妈都需要牢记在心哦！此书由营养学专家精心编写，旨在给孕妈妈科学的指导，让每一位孕妈妈都能在孕期和产后合理地安排自己的饮食。本书分为六个章节，主要讲述从孕初期到产后一系列需要注意的饮食营养细节。孕初期，许多孕妈妈会出现常见的妊娠反应，食欲有所下降，一些孕期症状如便秘等也会慢慢出现。孕早期是胎儿高度分化的阶段，这个时期的胎儿非常脆弱，需要细心呵护，孕妈妈

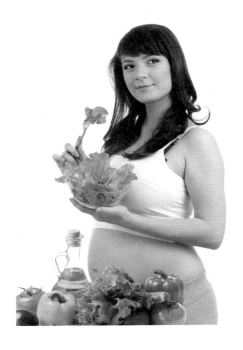

在饮食上也需要格外小心。孕中期，胎儿慢慢长大，孕妈妈可以感知到胎动，孕妇的食欲、心情也慢慢趋于稳定，这个时期，孕妈妈的营养需求也在不断增大，科学健康的饮食搭配非常重要。适当摄入富含DHA、卵磷脂的食物有利于宝宝的智力发育；选择富含钙元素和维生素D的食物可促进胎儿骨骼的发育；选择鸡肉、鱼肉等高蛋白、低脂肪的食物既可以给胎宝宝提供充足的蛋白质，还可以让孕妇长胎不长肉。到孕晚期，由于胎儿发育更加健全，孕妈妈各器官负担会加重，科学营养饮食能有效缓解一些孕晚期不适症状，还能为胎宝宝的健康发育助力。

此外，在怀孕期间，孕妈妈还需多注意一些饮食细节，如不能食用冰冷食物、要多吃谷物、要讲究营养均衡、不能暴饮暴食等。在孕期，孕妈妈可能会出现各种不适症状，例如孕吐、便秘、水肿等，这些症状在某种程度上也可以通过饮食得到缓解。产后可能会出现的恶露不止、失眠等症状也可以通过饮食调养加以改善。科学合理的营养是决定胎儿和孕妇、新生儿和产妇的健康基础，做好妈妈，补充充足的营养，培育健康好宝宝从这里开始。

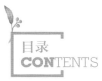

目录
CONTENTS

P 01 孕期饮食营养搭配

P 02 孕期应注意的事项

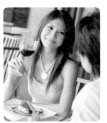

P 03 孕妈妈营养方案

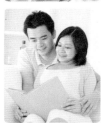

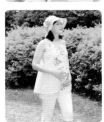

P04 孕期症状调理

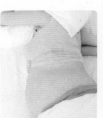
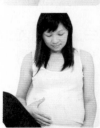
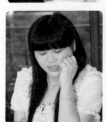

Part05 产后需补充的营养

Part06 战胜产后常见症状

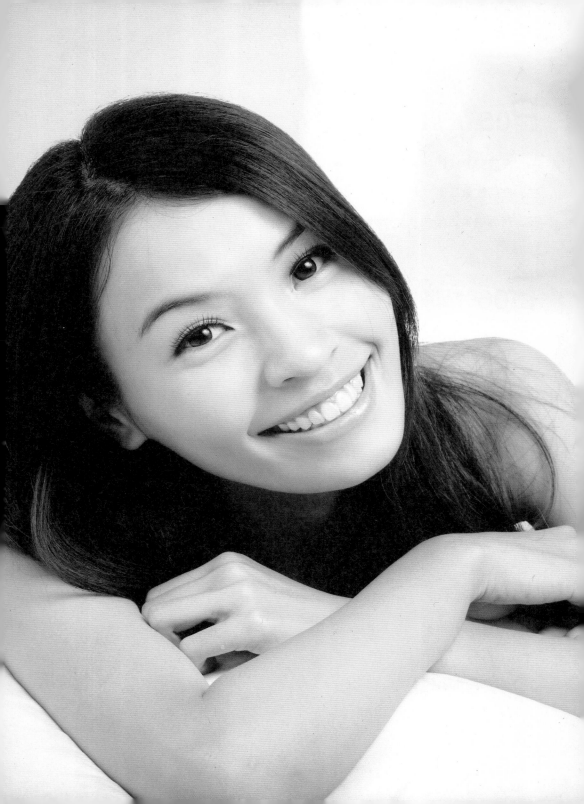

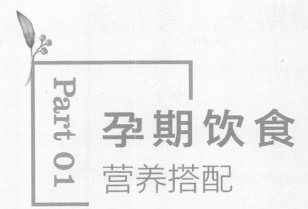

Part 01

孕期饮食
营养搭配

    胖胖的卵子和壮壮的精子相遇啦！从这一刻开始，孕妈妈要注意饮食营养，养成良好的饮食习惯，补充孕期所需的营养素。给胎儿"肥沃"的生长环境，才能迎来聪明又可爱的宝宝！

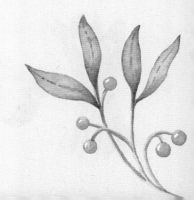

一、孕期关键营养素

孕1月需补充的营养素

叶酸

叶酸能为胎儿提供细胞发育过程中所必需的营养物质，保障胎儿神经系统的健康发育，增强胎儿的脑部发育，预防新生儿贫血，降低新生儿患先天白血病的概率。胎儿神经管发育的关键时期在怀孕初期第17天-第30天。此时，如果叶酸摄入不足，可能引起胎儿神经系统发育异常。因此，女性从计划怀孕开始前3个月就要开始补充叶酸，可有效预防胎儿神经管畸形。

对孕妈妈来说，叶酸具有提高孕妈妈的生理功能、提高抵抗力、预防妊娠高血压等功效。

建议每日摄入量：0.6～0.8毫克，最高不超过1毫克。

主要食物来源：芦笋、菠菜、

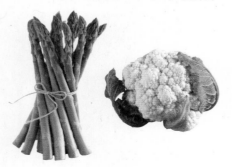

豇豆、花生、番茄、花椰菜、胡萝卜、苋菜、萝卜、大豆、桃、香蕉、柠檬、柚子等。

蛋白质

蛋白质是生命最重要的物质基础。一切基本的生命活动及其内在运动、生长繁殖等，都与蛋白质有关。此月受精卵着床并发育，最终长成胎儿，摄入优质蛋白质，能保证受精卵的正常发育。

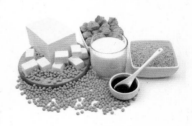

建议每日摄入量：60～70克。

主要食物来源：鸡肉、驴肉、牛肉、兔肉、鸭肉、鹌鹑肉、鸽肉、黑豆、大豆及豆制品、绿豆、芝麻、小麦、鳕鱼、青鱼、带鱼、鲫鱼等。

铁

铁是构成血红蛋白和肌红蛋白的原料，孕妇应尽早补充铁，以预防缺铁性贫血及其所带来的不良后果。因为怀孕后，孕妇的血容量扩充，铁的需要量就会增加。如果不注意铁的摄入，胎儿就很容易患上缺铁性贫血。

建议每日摄入量：10～15毫克。

主要食物来源：黑木耳、猪肝、猪血、菠菜、蛋黄、桂圆等。

锌

充足的锌对胎儿器官的早期发育很重要，补充锌还有助于防止流产及早产。

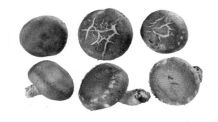

建议每日摄入量：16.5毫克。

主要食物来源：牡蛎、南瓜子、花生、口蘑、香菇、鸡腿菇、牛肉、虾、带鱼、海带、黑豆、黑米、荞麦、绿茶等。

各种维生素

维生素对胚胎器官的形成和发育有着重要作用，维生素无论对孕妈妈还是胎宝宝来说都非常重要，因为不管是孕妈妈的身体还是胎宝宝的发育，都离不开维生素的参与，它能调节代谢。整个孕期，孕妈妈都要保证维生素的摄入量。

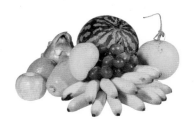

建议每日摄入量：

维生素A 600～800微克，维生素C 100毫克，维生素D 5～10微克。

主要食物来源：新鲜的蔬菜、水果等。

糖类

糖类除了为机体提供热能，还能维持脑细胞的正常功能，加强肠功能，在怀孕的初期，要摄入充足的糖类。

建议每日摄入量：200～300克。

主要食物来源：面粉、大米、玉米、土豆、山药、红薯等。

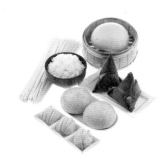

孕2月需补充的营养素

叶酸

孕2月还要继续补充叶酸，7周以前胎儿的脊椎和神经沟正在形成，胎儿的脑部迅速成长，最原始的大脑基本形成，下一步要继续完善脑神经的细节部分，叶酸的摄入不可少，而且，孕早期适当摄入叶酸还可降低早产、妊娠高脂血症的发生，所以这时期仍要重视叶酸的补充。孕妈妈服用叶酸制剂来补充叶酸的话，需在医生的指导下安全服用。

建议每日摄入量：0.8毫克。

主要食物来源：芦笋、菠菜、莴笋、花生、番茄、花椰菜、胡萝卜、香蕉、柠檬、柚子等。

蛋白质

胎儿需从母体中吸收蛋白质来促进大脑的发育、胎盘的建造，还可用来促进肌肉、内脏、皮肤、血液的合成。若孕妈妈缺乏蛋白质，则可影响垂体促性腺激素的分泌，使雌激素及黄体酮减少，易导致流产或早产。

建议每日摄入量：70克。

主要食物来源：鸡蛋、鱼类、肉类、大豆、花生、奶制品、豆制品等。

维生素E

研究认为，维生素E缺乏与早产儿溶血性贫血有关。如果孕妈妈缺乏维生素E，容易引起胎动不安或流产。

建议每日摄入量：14毫克。

主要食物来源：黑芝麻、麦胚油、玉米油、菜籽油、花生油、芝麻油，猪油、猪肝、牛肉和杏仁、土豆等。

维生素B$_2$

维生素B$_2$可以促进胎儿生长发育，参与细胞的新陈代谢，是增进脑细胞发育不可缺少的物质。孕妈妈如缺乏维生素B$_2$可引起或促发孕早期的妊娠呕吐。

建议每日摄入量：1.6毫克。

主要食物来源：动物肝肾、鳝鱼、鸡蛋、牛奶、大豆、菠菜、苋菜、空心菜、玉米、韭菜、海带、黑木耳、紫菜、花生等。

锌

胎儿缺乏锌可以导致畸形，出生体重下降，脑及神经系统发育不良，以及新生儿智力低下等。

建议每日摄入量：16.5毫克。

食物来源：牡蛎、肉、蛋、鱼、虾以及粗粮、口蘑、坚果。

孕3月需补充的营养素

维生素A

孕妇如果维生素A供应不足，可引起胚胎发育不良。严重不足时，可导致胎儿骨骼和其他器官畸形，甚至流产，此月为流产的危险期，因此要适当补充维生素A。

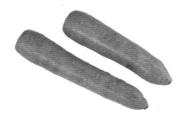

建议每日摄入量：800微克。

主要食物来源：各种动物肝脏、鱼肝油、牛奶、禽蛋、核桃仁、胡萝卜、油菜、辣椒、红薯等。

维生素C

妊娠期胎儿必须从母体中获取维生素C来维持骨髓、牙齿的正常发育及造血系统的正常功能。孕妇补充维生素C可防止血浆中维生素C含量渐渐降低，保证胎儿正常发育。

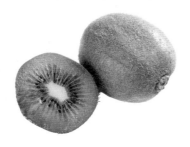

建议每日摄入量：100毫克。

主要食物来源：新鲜蔬菜和水果，如白菜、番茄、柿子椒、黄瓜、油菜、菠菜、柠檬、草莓、苹果、橙子、樱桃、猕猴桃、红枣等。

维生素E

早产儿溶血性贫血与维生素E的缺乏有关，可见，孕妇保证维生素E的供给是非常必要的。

建议每日摄入量：14毫克。

主要食物来源：维生素E多来源于食用油中，如玉米油、菜籽油、花生油、芝麻油等，绿叶蔬菜中也含有一定量的维生素E。

维生素B_6

维生素B_6是中枢神经系统活动、血红蛋白合成以及糖原代谢所必需的辅酶。它与铁合作，可以预防贫血，还可减缓妊娠期间的恶心与呕吐。

建议每日摄入量：2.5毫克。

食物来源：大豆、动物肝脏、鸡肉、牛肉、蛋、核桃、葵花子、花生、糙米、腰果、燕麦、香蕉等，其中大豆中的含量较为丰富。

蛋白质

蛋白质是制造人体脏腑器官、肌肉及大脑的基本营养素，与胎儿的发育关系极大。孕妇缺乏蛋白质，胎儿不但发育迟缓，而且容易流产，或造成先天性疾病及畸形。

建议每日摄入量：75~85克。

主要食物来源：牛肉、猪肉、鸡肉、鱼类、鸡蛋、牛奶、豆类及其制品、花生、绿豆、紫菜、乳酪等。

叶酸

孕3月仍是胎儿脑发育的重要阶段，所以还要继续补充叶酸。叶酸还可以提高孕妇的抵抗力，可以有效地预防妊娠高血压的发生。

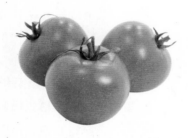

建议每日摄入量：0.8毫克。

主要食物来源：叶酸广泛存在于绿叶蔬菜中，动物肝脏、蛋黄、酵母、麸皮面包、麦芽、香蕉、草莓、橙汁、橘子、番茄、牛肉、西蓝花中也都含有一定量的叶酸。

碘

孕妈妈妊娠期甲状腺功能活跃，碘的需求量增加，碘缺乏是导致育龄妇女孕产异常的危险因素之一。而且，胚胎12~22周，正是大脑和神经形成的特定时期。孕妈妈缺碘，胎宝宝甲状腺合成不足，会造成大脑皮质中主管语言、听觉和智力的部分不能得到完全分化和发育。

建议每日摄入量：200微克。

主要食物来源：海带、紫菜、海参、海蜇、蛤蜊及碘盐等。

钙

钙是构成牙齿和骨骼的重要物质，本月胎儿的骨骼细胞发育加快，肢体慢慢变长，逐渐出现钙盐的沉积而使骨骼变硬。而且，乳牙的最早钙化发生在胚胎第13周左右，所以此时胎儿会从孕妈妈体内摄取大量的钙来保证骨骼和牙齿的发育。

建议每日摄入量：800~1000毫克。

主要食物来源：奶制品、虾米、虾皮、小鱼、豆类及其制品。

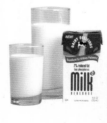
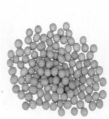

孕4月需补充的营养素

蛋白质

进入孕4月，胎儿生长速度开始加快，器官组织继续生长，体细胞数目持续增多，个头迅速增大，因此需要大量的优质蛋白质。

建议每日摄入量：80～100克。

主要食物来源：鱼、肉、蛋、豆制品等。

维生素A

妊娠期母体内物质的储存和胎儿机体生长发育都需要维生素A。维生素A也是胎儿视觉形成的必需组成成分，同时对胎儿上皮细胞的正常形成及发育非常重要。

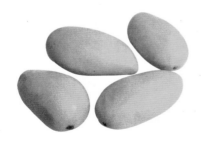

建议每日摄入量：800微克。

主要食物来源：菠菜、胡萝卜、芒果、奶酪、鸡蛋、鱼卵等。

维生素D

维生素D是胎儿骨骼、牙齿发育的必需营养素，孕妈妈补充充足的维生素D，还可以预防宝宝出生后得佝偻病。

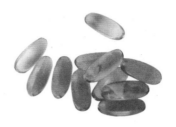

建议每日摄入量：10微克。

主要食物来源：猪肝、鸡肝、鸡蛋、鹌鹑蛋、鲱鱼、沙丁鱼、金枪鱼、鱼肝油。

膳食纤维

孕4月时进入了孕中期，绝大多数孕妈妈孕吐消失，胃口大开，但容易出现便秘，或脂肪堆积引发肥胖。补充膳食纤维能够刺激消化液分泌，增强胃肠蠕动，既可减肥，还能预防便秘。

建议每日摄入量：20～30克。

主要食物来源：竹笋、薯类、新鲜蔬菜和水果、粗粮等。

糖类

孕中期，宝宝发育加快，此时孕妈妈需要越来越多的热量来满足胎宝宝的生长发育，而热量主要从富含糖类的主食中摄取。

建议每日摄入量：350～450克。

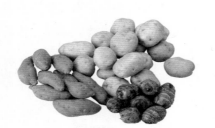

主要食物来源：米饭、面条、水饺、馒头、花卷等。

钙

缺乏钙会使准妈妈对各种刺激变得敏感，情绪容易激动，烦躁不安，易患骨质疏松症，或使骨盆变形造成难产，严重者会影响婴儿的智力。

建议每日摄入量：1000毫克。

主要食物来源：鱼、海参、海米、海带、紫菜等海产品，芝麻、芝麻酱等。

铁

孕妈妈孕中期缺铁会引起缺铁性贫血，影响身体免疫力，出现头晕乏力、心慌气短、皮肤苍白、容易疲劳、食欲缺乏等一系列症状，同时也会使胎儿发育迟缓。

建议每日摄入量：30毫克。

主要食物来源：菠菜、黑木耳、黑米、芹菜、红枣及动物肝脏、肉类等。

锌

孕妈妈缺锌，会造成胎儿生长缓慢或畸形、矮小，适当补锌可以促进胎儿大脑发育。

建议每日摄入量：20毫克。

主要食物来源：牡蛎、南瓜子、虾、鱼、核桃、板栗等。

维生素B_{12}

维生素B_{12}是人体三大造血原料之一，具有促进红细胞形成、预防贫血、维护神经系统健康、消除疲劳、缓解烦躁不安、消除不良情绪、增进食欲等作用。

建议每日摄入量：2.6微克。

主要食物来源：鸡蛋、鹌鹑蛋、牛奶、猪肉、羊肝、猪腰等。

孕5月需补充的营养素

维生素B_6

孕妈妈在怀孕期间，由于雌激素增加，色氨酸代谢增加，维生素B_6需要量也就增加。此外，胎儿5个月时是其中枢神经系统增长的高峰，对维生素B_6最为需要。

建议每日摄入量：2.5毫克。

食物来源：大豆、动物肝脏、鸡肉、牛肉、蛋、核桃等。

维生素A

对胎儿来说，充足的维生素A

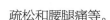

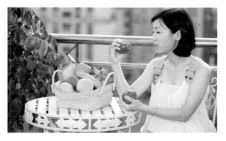

能促进其生长，孕5月的需要量要比未孕期正常值多20%左右。

建议每日摄入量：1000微克。

主要食物来源：甘薯、南瓜、菠菜、芒果、胡萝卜等。

维生素C

维生素C对胎儿的骨骼和牙齿发育、造血系统的发育和机体抵抗力的增强都有促进作用。

建议每日摄入量：130毫克。

主要食物来源：酸枣、猕猴桃、柑橘，西红柿、辣椒、豆芽含量较高。

维生素D

维生素D是胎儿这一时期骨骼、牙齿发育的必需营养素。

建议每日摄入量：10微克。

主要食物来源：猪肝、鸡肝、乳酪、坚果、鹌鹑蛋、沙丁鱼等。

钙

钙既有利于宝宝骨骼和牙齿发育，又可防止孕妈妈腿部抽筋、骨质疏松和腰腿痛等。

建议每日摄入量：800～1000毫克。

主要食物来源：牛奶、酸奶、肉类、虾皮、大豆及其制品等。

铁

本月身体血容量大幅增加，急需制造血红蛋白的铁元素，因此，饮食依然要保证含铁丰富。

建议每日摄入量：30毫克。

主要食物来源：菠菜、黑木耳、红枣及动物肝脏、肉类等。

孕6月需补充的营养素

铁

铁可促进孕妈妈体内红细胞的生成，对胎宝宝的成长及新生儿的红细胞生成也特别重要。

建议每日摄入量：30～35毫克。

主要食物来源：肉类、动物肝和血、鸡蛋、木耳、坚果、樱桃等。

锌

锌直接参与细胞生物代谢，对确保胎宝宝这一时期的正常发育非常重要。锌摄取量过低会影响胎宝宝的出生体重。

建议每日摄入量：17毫克。

主要食物来源：牡蛎、香蕉、葵花子、麦胚、各类坚果等。

钙

此阶段胎儿的骨骼生长速度加快，因此所需要的钙量明显增加。

建议每日摄入量：1000毫克。

主要食物来源：奶或奶制品、海产品、豆制品等。

脂肪

胎儿快速发育的大脑此刻需要大量的脂肪，尤其是大脑发育所必需的不饱和脂肪酸。

建议每日摄入量：50～60克。

主要食物来源：猪肉、坚果、大豆、花生油或其他植物油。

B族维生素

孕期必须有充足的B族维生素供给，以满足身体所需。

建议每日摄入量：

维生素$B_1$1.8～2.1毫克；维生素$B_2$1.8毫克，维生素B_{12}2.6微克。

主要食物来源：肉类、动物内脏、鱼类、蛋类、蔬果等。

维生素D

为避免孕妈妈出现骨质疏松和胎儿出现骨骼钙化不良，孕妈妈不能缺乏维生素D。

建议每日摄入量：10微克。

主要食物来源：鱼肝油、海鱼、动物肝脏、蛋黄、奶油等。

孕7月需补充的营养素

DHA

DHA（二十二碳六烯酸）是一种不饱和脂肪酸，有"脑黄金"之称。是构成大脑皮质神经膜的重要物质。孕妇若缺乏DHA，会导致胎儿的大脑和视网膜的发育受到影响，甚至会造成孕妇流产、早产等。孕7月至出生后的一段时间内，孕妇都要补充DHA，帮助促进宝宝大脑生长、发育。

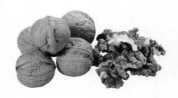

建议每日摄入量：300毫克。

主要食物来源：坚果、海鱼、海虾、鱼油、甲鱼、鸡、鸡蛋等。

卵磷脂

卵磷脂是神经介质和大脑神经髓鞘形成的主要营养之一，是细胞膜的组成部分，它能够保障大脑细胞的正常功能，确保脑细胞的营养输入和废物输出，保护脑细胞健康发育。

如果孕期缺乏卵磷脂，孕妈妈会感觉疲劳，容易出现心理紧张、反应迟钝、头昏头痛、失眠多梦等症状，同时也会影响宝宝大脑的正常发育。

建议每日摄入量：500毫克。

主要食物来源：蛋黄、三文鱼、金枪鱼、虾、鳗鱼等。

⊖ 蛋白质

孕7月，胎儿身体各个器官的发育均需要大量的蛋白质。胎儿需要大量的蛋白质以使皮肤充满脂肪。可以说，在妊娠期，孕妇的血液量、身体的免疫能力、每日的活动能量、胎儿的生长发育，都是蛋白质提供的。

建议每日摄入量：75～100克。

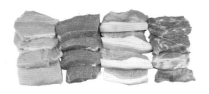

主要食物来源：鱼类、肉类、蛋类、豆制品等富含优质蛋白。

⊖ 维生素A

孕7月也是胎儿视觉发育的关键时期。维生素A是视觉神经发育的营养之一，如缺乏，容易引起孕妈妈视疲劳和胎儿视觉发育障碍。

建议每日摄入量：1.5毫克。

主要食物来源：动物肝脏、肉类、豆类、花生、坚果等。

⊖ 牛磺酸

牛磺酸能提高视觉功能，促进视网膜的发育，保护视网膜，对预防眼科疾病和保护眼睛健康有益。

建议每日摄入量：20毫克。

主要食物来源：牡蛎、虾、海鱼、海带、鱿鱼、动物内脏等。

👣 孕8月需补充的营养素

⊖ 亚麻酸

孕8月，孕妇要继续摄入有利于胎儿大脑发育的营养素，在孕末3个月，可利用母血中的亚麻酸合成DHA，为胎儿大脑和视网膜的发育提供营养。

建议每日摄入量：1000毫克。

主要食物来源：花生、核桃、花生油、山茶油、亚麻籽油等。

⊖ 维生素E

维生素E对孕妈妈的主要作用就是保胎、安胎、预防流产和贫血。缺少维生素E还可能使宝宝出生后发生黄疸。

建议每日摄取量：10毫克左右。

主要食物来源：植物油、干果类、谷类、豆类及蔬菜类等。

⊖ 糖类

孕8月，胎儿开始在肝脏和皮下储存糖原和脂肪。孕妇要摄取足够的糖类，防止胎儿出现蛋白质缺乏或酮症酸中毒。

建议每日摄入量：250～300克。

主要食物来源：小米、玉米、燕麦片、米面等主食。

铁

孕期缺铁导致的贫血会使准妈妈出现心慌气短、头晕、乏力，也会导致宝宝宫内缺氧，生长发育迟缓，出生后智力发育障碍。

建议每日摄入量：25～30毫克。

主要食物来源：动物肝脏、牛肉、猪瘦肉、蛋黄、动物肾脏等。

膳食纤维

膳食纤维能改善孕期便秘、痔疮，预防妊娠高血压、高血糖等疾病。

建议每日摄入量：20～30克。

主要食物来源：谷类，特别是粗粮，以及豆类、薯类、水果等。

孕9月需补充的营养素

维生素K

孕期如果缺乏维生素K，流产率会上升，还可引起胎儿先天性失明、智力发育迟缓等严重问题。充足的维生素K还能预防孕妈妈产后大出血。

建议每日摄入量：120微克。

主要食物来源：菠菜、菜花、莴笋、萝卜、豆油、菜籽油等。

维生素B_1

孕期缺乏维生素B_1可引起死胎率上升及出生胎儿体重下降，并易导致新生儿患先天性脚气病，加大孕妈生产难度。

建议每日摄入量：1.5毫克。

主要食物来源：粗粮、鸡蛋、坚果、干酵母、动物内脏等。

膳食纤维

膳食纤维的缺少可能会导致孕妈肥胖、便秘。另外膳食纤维有预防妊娠高血压、糖尿病等功效。

建议每日摄入量：20～30克。

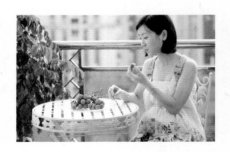

主要食物来源：玉米、萝卜、红薯、竹笋、大豆、绿豆等。

钙

胎宝宝体内的钙质一半以上是在孕期最后2个月内储存的，而且胎儿缺钙时，还会发生腭管及牙齿畸形。

建议每日摄入量：1200毫克。

主要食物来源：菠菜、牛肉、鸡肉、猪肉、金枪鱼等。

◦ 铁

此时摄入足量的铁可以防止胎儿出生后4个月患缺铁性贫血。

建议每日摄入量：25～30毫克。

主要食物来源：动物肝脏、血和肉类、蛋黄、大豆、黑木耳。

孕10月需补充的营养素

◦ 蛋白质

妊娠晚期，孕妈妈需要摄取更多的蛋白质，以供胎儿吸收，也为将来给宝宝哺乳做准备。

建议每日摄入量：80～100克。

主要食物来源：鸡蛋、豆腐、大豆、牛肉、猪瘦肉、鸡肉等。

◦ 锌

缺锌会影响胎儿在子宫内的生长，使胎儿的大脑、心脏、胰腺、甲状腺等重要器官发育不良。缺锌会降低孕妈妈抵抗力，还会增加分娩痛苦和导致其他妇科疾病。

建议每日摄入量：16.5毫克。

主要食物来源：瘦肉、海鱼、紫菜、牡蛎、蛤蜊、大豆、核桃等。

◦ 铁

胎儿的发育、孕妇预防贫血、

孕妈妈分娩失血都需要补充铁。

建议每日摄入量：30毫克。

主要食物来源：菠菜、紫菜、芹菜、海带、鸡蛋、黑木耳等。

◦ β-胡萝卜素

β-胡萝卜素在人体内能够转化成维生素A，可促进胎儿骨骼发育，有助于细胞、黏膜组织、皮肤的正常生长，增强免疫力。

建议每日摄入量：6毫克。

主要食物来源：橙色、黄色、红色的蔬菜、水果及绿色蔬菜。

◦ 维生素B₁

在孕晚期，如果孕妈妈体内维生素B₁补充不足，可能影响分娩时的子宫收缩，使产程延长，分娩困难。

建议每日摄入量：1.5毫克。

主要食物来源：鸡蛋、坚果、猪肝、猪心、羊肝等。

◦ 维生素K

如果孕妈妈缺乏维生素K，将会造成新生儿出生时或满月前后出现颅内出血。

建议每日摄入量：180微克。

主要食物来源：菠菜、莴笋、菜花、牛肉、鱼肉、鱼子等。

二、孕期营养补充细则

1.孕初期多吃水果

　　水果、蔬菜和五谷中都含有维生素，但是蔬菜和五谷中的维生素在去皮、精磨和烹饪时容易受到破坏。水果含有丰富的维生素，并且洗净或去皮后就能生吃，有益于维生素的保存、吸收和利用。所以，伴随怀孕初期出现的妊娠反应或食欲不佳症状，除一日三餐外，还应适当增加一些水果，以满足自身和胎儿对维生素的需要。

2.喝适合孕妇的孕妇奶粉

　　孕妇补充孕期营养除依靠膳食外，还有很多选择：食用多种维生素、钙片，喝孕妇奶粉等。其中孕妇奶粉的配方是根据孕妇身体特点研制的，所以营养更全面合理，补充起来也会更方便。

　　孕妇奶粉中包含了促进胎儿生长发育的营养成分，成为孕期的重要营养来源之一。即使孕妇的膳食结构比较合理、平衡，但有些营养素只从一般膳食中摄取是不能满足身体需要的，如钙、铁、锌、维生素D、叶酸等。而孕妇奶粉中几乎含有孕妇需要的所有营养素。如果孕期喝适量的孕妇奶粉，基本上能够满足孕妇对各种营养素的需求。

　　此外，孕期反应厉害时，经常恶心、呕吐，容易造成营养不良，喝孕妇奶粉可以补充很多丢失的营养元素。而且和鲜牛奶比起来，孕妇奶粉更容易吸收，对消化道负担很小。不过需要提醒的是，孕吐很严重的孕妇，最好选择一款口味清淡的孕妇奶粉。

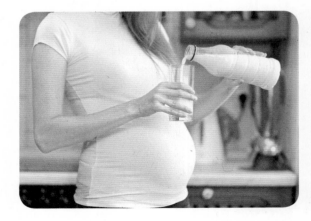

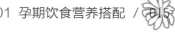

3.选择多吃不致肥胖的营养美食

土豆

土豆中含有丰富的淀粉，而淀粉是对孕妇最有利的糖类，其消化吸收较慢，能使血糖的水平更稳定，且持续时间较长，使饱腹感更持久。

绿叶蔬菜

颜色越深的蔬菜往往意味着它的维生素含量越高，随时可以在孕妇的汤里或是饺子馅里加入一些新鲜的蔬菜。

坚果

坚果中含有益于心脏健康的不饱和脂肪，对胎儿脑部的发育非常重要。但是因为坚果的热量和脂肪含量比较高，所以，每天应将摄入量控制在28克左右。还有一点需要孕妇特别注意：如果平时有过敏反应，最好避免食用某些容易引起过敏反应的食物，例如花生等。

鸡蛋

如果孕妇一看见肉就觉得恶心，那么可以吃鸡蛋来补充蛋白质。鸡蛋中含有人体所需的各种氨基酸，煎个鸡蛋再配点儿蔬菜会让孕妇的早餐既简单又丰盛。

西蓝花

西蓝花富含钙和叶酸，而且还含有大量的膳食纤维和抵抗疾病的抗氧化剂，其所含的维生素C还可以帮助孕妇吸收其他绿色蔬菜中的铁。

豆制品

对于坚持素食的孕妇而言，豆制品是一种再好不过的健康食品。它可以为孕妇提供很多孕期所需的营养，例如蛋白质。

干果

干果是一种方便美味的零食，可以随身携带，可满足孕妇想吃就吃的欲望。孕妇可以选择像杏脯、干樱桃一类的干果，但是不要吃香蕉干，因为经过加工的香蕉干，脂肪含量很高。

低脂酸奶

酸奶富含钙和蛋白质，易于吸收，有助于孕妇的胃肠保持健康的状态。

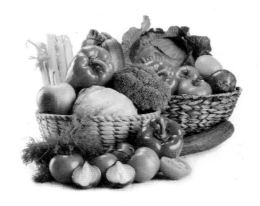

4.孕妇食物选择看季节

季节变化导致自然界气象万千。中医学认为，自然界气候的变化，时刻影响着人体的生理、病理变化，孕妇更容易受季节变化的影响，所以孕妇应该根据季节的变化调整自己的饮食。

春天万物复苏，人体阳气会随之而升发，饮食上宜选择一些助阳食物，如稍加葱、豆豉等。在饮食品种上，以清温平淡为宜，减酸宜甘。孕妇还要多食蔬菜，少食米面。

夏季酷热多雨，暑湿之气易乘虚而入，使人们的食欲降低，消化减弱。饮食上宜多食甘酸清润之物，如西瓜、乌梅、绿豆等，少食辛甘燥烈之品，以免过分伤阴，还可多吃含蛋白质丰富的豆制品。另外，饮食应经常变换花样，改变传统的常规的烹饪方法，以增进食欲。孕妇在夏季不宜饮冷无度，更不要饮用咖啡和可乐等。

秋天气候凉爽、干燥，人们的食欲逐渐提高，瓜果上市，但"秋瓜坏肚"。立秋之后，不宜多食瓜果，否则会损伤脾胃的阳气。在饮食的调理上，要少吃辛辣食物，如辣椒、生葱等，多食柔润食物，如枇杷、甘蔗、菠萝、芝麻、糯米、糙米等。

冬天气候寒冷，可多食热食，但不宜过食干燥之物，以免使内伏的阳气郁而化热。口味可稍重，多食一些脂肪类，如鱼、肉等。可多补充黄、绿色蔬菜，如油菜、菠菜、绿豆芽、胡萝卜等，避免发生维生素A、维生素B$_1$、维生素C的缺乏症。切忌吃硬、生冷食物，此类食物属阴，易伤脾胃之阳。对于孕妇来说，冬季是进补的最好时机。

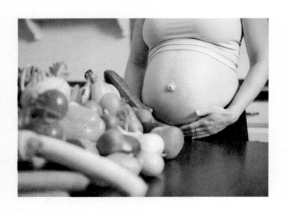

5.营养别过量

孕妇适当改善饮食，增加营养，可以有效增强自身体质，促进胎儿发育，但不宜大吃大喝，天天静养不运动，造成营养过剩，导致超重，对胎儿的健康也有影响。

孕妇超重不仅会增加患发并发

症危险，也不利于胎儿成长，在分娩时，也容易导致巨大儿。分娩时巨大儿使产程延长，容易影响胎儿心跳，发生窒息，巨大儿出生后，因其胎儿时期脂肪细胞大量增殖，常引起终生肥胖，围产期胎儿死亡率也会上升。

6.不要长期摄入高脂肪、高蛋白、高糖类

妊娠期间，孕妇不仅要重视加强营养，适量食用一些营养丰富的食物，而且在膳食结构、饮食烹调、饮食卫生及食品选择等方面也应当注意，不宜长期摄入高脂肪、高蛋白、高糖食物。

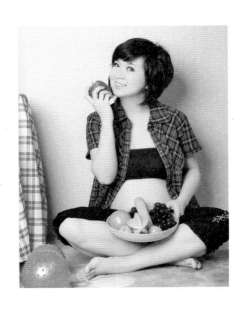

医学专家指出，脂肪本身虽不会致癌，但长期嗜食高脂肪食物，会增加大肠内胆酸和中性胆固醇的浓度，这些物质的蓄积能诱发结肠癌。同时，高脂肪食物能促使催乳激素的合成，会诱发乳腺癌，影响母婴健康。而且乳腺癌、卵巢癌和宫颈癌具有家族遗传倾向，与长期高脂肪膳食有关。如果孕妇嗜食高脂肪食物，势必增加胎儿罹患生殖系统癌瘤的危险。此外，妊娠期间，孕妇肠吸收脂肪的功能会有所增强，血脂相应升高，会增多脂肪的堆积，但是，孕妇能量消耗较多，糖的贮备较少时，不利于分解脂肪，而会因氧化不足而产生酮体，容易引发酮血症。

蛋白质供应不足，易使孕妇体力衰弱，胎儿生长缓慢，产后恢复迟缓，乳汁分泌稀少。但是，研究证实，过多地摄入蛋白质，人体内可产生大量的硫化氢、组织胺等有害物质，容易引起腹胀、食欲减退、头晕、疲倦等现象。同时，蛋白质摄入过量，不仅可造成血液中的氮质增高，而且也易导致胆固醇增高，加重肾脏肾小球滤过功能的负担。有学者认为，蛋白质过多地积存于人体结缔组织内，可引起组织和器官的变性，

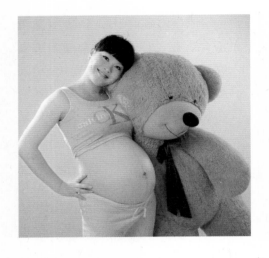

易使人罹患癌症。

医学研究发现，血糖偏高的孕妇生出的胎儿可能体重过高或胎儿先天畸形，孕妇本身会出现妊娠高血压。由于孕妇在妊娠期间，肾的排糖功能可有不同程度的降低，如果血糖过高则会加重孕妇的肾脏负担。此外，摄入过多的糖分会降低人体免疫力，使孕妇机体抗病能力下降，易受细菌、病毒感染，不利优生。

7.养成良好的饮水习惯

孕妇要养成良好的饮水习惯，清晨起床后喝一杯新鲜的凉开水。凉开水对人体有"内洗涤"的作用，早晨空腹饮水能很快被胃肠吸收，进入血液，使血液稀释，血管扩张，从而加快血液循环，为细胞补充在夜间丢失的水分。饭前30分钟喝200毫升25～30℃的新鲜开水，可以温润胃肠，分泌足够的消化液，以促进食欲，刺激肠蠕动，有利于预防患发痔疮、便秘。

8.早餐多吃谷物

早餐应多吃谷类食物。谷类的主要成分是淀粉，营养成分是糖类。糖类是最经济、产热量最快的，为人体各种生理活动提供60%～70%的能量，大脑组织耗热的主要来源是糖类。它在人体内分解快、耗氧少，最容易被人体消化吸收。另外，糖类能增加蛋白质在体内的合成，帮助脂肪在体内氧化供热；糖类在肝脏中转化为糖原，能增强肝细胞的再生，促进肝脏的代谢和解毒，有利于保护肝脏。如果食物中缺乏谷类，即糖类供给缺乏，容易导致疲劳、头晕、体重减轻。同时，如果仅食用牛奶、鸡蛋这些高脂肪、高蛋白质食物，会加重孕妇肝、肾的负担。谷类是膳食中B族维生素的重要来源，这些成分中的泛酸、烟酸、维生素B_1及少量的维生素B_2等，是胎儿神经系统发育所必需的。谷类食物也含有一定的植物固醇和卵磷脂，可促进胎儿神经发育。B族维生素对早孕反应如妊娠呕吐具有减轻的作用，能够促进消化液的分泌，增进食欲。

9.孕妈妈不应吃两个人的饭

人们常常认为孕妈妈应该吃两个人的饭菜，但是专家认为，这种说法不科学。孕妈妈不应该因为怀孕就改变生活方式，只需要保证充足的营养即可。如果孕妈妈在妊娠期吃两个人的饭，就会摄入过多的热量，从而引起孕妈妈肥胖。妊娠性肥胖无论是对胎儿还是对自己都是有害的，而且孕妈妈饮食过量的习惯在胎儿出生后也将很难改变。

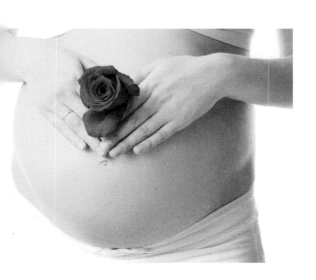

因此，孕妈妈只要坚持每天进餐三次，每天增加一些热量供应，多吃一些富含叶酸等维生素的食物就能保证胎儿的生长需要了。

10.孕妈妈早餐要吃好

孕妈妈除日常工作外，还要供给胎儿营养。如果孕妈妈不吃早餐，不仅饿了自己，也饿了胎儿，不利于自身的健康和胎儿的发育，所以，孕妈妈要正确对待早餐，不仅要吃早餐，而且要吃得好。

有些人早上根本不想吃，那么，为了克服这个习惯，孕妈妈可以稍早点儿起床，活动一段时间，激活器官活动功能，促进食欲，加速前一天晚上剩余热量的消耗，以便产生饥饿感，能够吃下早餐。

11.孕妈妈可以食用人参

研究表明，人参属大补元气之品，可明显增加机体红细胞膜的流动性，具有明显的抗缺氧作用，对血液循环有明显改善作用，还能增强心肌收缩力，对胎儿的正常发育可起到促进作用。体弱的孕妈妈在孕早期可适当进补人参，有助于提高自身免疫力，抵御外来病菌的侵入，增进食欲，还能使胎儿出生后更聪明，抵抗力更强。

在孕早期，中医学主张食用红参，体质偏热者可服用生晒参。孕中晚期，如水肿较明显，动则气短，也以食红参为宜，体质偏热者可服西洋参。总之，人参应在医生指导下选择食用，千万不要食用过量。因为多数孕妈妈怀孕后阴血偏虚，食用参类补品很容易上火，还会加重妊娠反应。红参、西洋参常用量为3～10克，生晒参为10～15克，蒸煮45分钟左右为佳，食时以少量多次为宜。此外食参时要少饮茶。

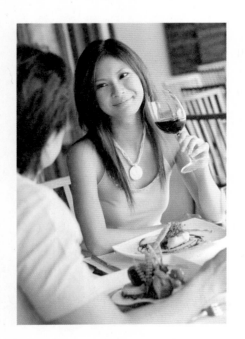

在临近产期及分娩时，则不提倡食用人参，以免引起产后出血，其他人参制剂也应慎食。当出现头痛、发烧、舌苔厚腻、失眠、胸闷、憋气、腹胀、玫瑰疹、瘙痒、鼻出血等症状时，应立即停食人参。

12.孕妈妈吃饭时应细嚼慢咽

女性怀孕后，胃肠、胆囊等消化器官所有肌肉的蠕动会减慢，消化腺的分泌也有所改变，致使孕妈妈消化功能减退。尤其是在怀孕早期，由于孕期反应较强，食欲不振，食量相对减少，这就更需要在吃东西时多加注意，尽可能地多咀嚼，做到细嚼慢咽，使唾液与食物充分混合，同时也会有效地刺激消化器官，促使其进一步活跃，从而把更多的营养素吸收到体内。这对孕妈妈的健康和胎儿的生长发育都是有利的。因此，如果孕妈妈吃饭时习惯于"速战速决"，那么，为了自身和孩子的健康，最好从现在开始改一改这个习惯。

三、孕期饮食宜忌

1.孕期宜吃食物

孕妈妈要多喝牛奶

牛奶含钙量高，容易被人体吸收。牛奶中的镁能增强心脏和神经系统耐疲劳性，锌能促进胎儿大脑发育，铁、铜和维生素A有美容作用，能使皮肤保持光洁，维生素B_2可提高视力，碘和卵磷脂能大大提高大脑工作效率，酪氨酸能促进快乐激素——

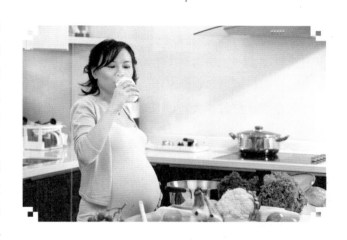

血清素大量生长，促使孕妈妈保持良好体力、脑力和情绪。

孕妈妈喝酸奶好处多

由于酸奶改变了牛奶的酸碱度，使牛奶中的蛋白质发生变性凝固，结构松散，容易被人体内的蛋白酶水解消化。同时，牛奶中的乳糖经发酵，已水解成能被小肠吸收的半乳糖和葡萄糖，因此可避免某些人饮用牛奶后出现的腹胀、腹痛、稀便等乳糖不耐受症状。乳酸有抗菌作用，能预防一些细菌性疾病。

宜用植物油补充脂质

脂质是效率最高的能量来源，它所供给的热量是其他营养素的2倍以上，脂质被分解形成的脂肪酸中，还有人体不能制造的必需脂肪酸，这种必需脂肪酸对母乳的分泌、预防妊娠中毒和保持健康有重要作用。

孕妈妈宜吃粗粮

有的人嫌粗粮口感不好，只吃精米精面，殊不知，有些粗粮的营养价值比精米精面高出许多。若粮食吃得过于精细，则非常容易造成孕妈妈和胎儿营养缺乏。

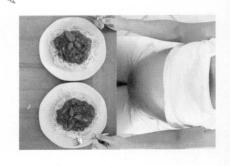

因此，要注意食物粗与细和荤与素的搭配，不要只讲色鲜味美、香甜可口，更要注重营养元素的摄取。

米、面

米和面中含有丰富的蛋白质、糖类、矿物质、维生素等营养成分，但是这些营养成分大部分都存在于稻和麦子的麦皮内，集中于胚芽周围。一些经过细加工的精米精面，其中所含的微量元素和维生素常常已流失掉。所以，越是多吃精米精面的人，越缺乏人体所需的微量元素和维生素。

土豆、红薯、大豆、玉米等粮食作物

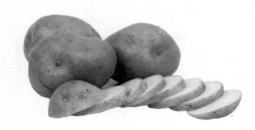

这些粮食作物虽然没有精米、白面好吃，可营养丰富，纤维素多，摄入后不仅能补充身体所需的营养，而且可刺激肠蠕动，减少毒素的吸收，防止便秘和肠肿瘤的发生，被营养学家誉为"人类的平衡食物"。实践证明，土豆、玉米、大豆、红薯等一类杂粮，有的营养成分高于主食和鱼、肉。如每千克红薯或土豆中所含的蛋白质、脂肪、糖类、矿物质、维生素比大米或面粉中的含量要多得多，还能弥补大米、面粉中缺乏维生素C和胡萝卜素的弊病。

孕妈妈宜多吃玉米

玉米中蛋白质、脂肪、糖类、维生素和矿物质的含量都比较丰富。玉米所含的维生素B_6可以减少妊娠呕吐，增进食欲。玉米还含有硒、镁等微量元素，有抗癌作用。此外，甜玉米中所含蛋白质的氨基酸组成中以健脑的天冬氨酸、谷氨酸含量较高，脂肪中的脂肪酸主要是亚油酸、油酸

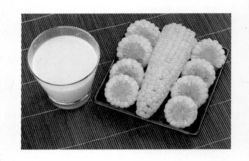

等多聚不饱和脂肪酸，这些营养物质都对胎儿智力的发育有利。

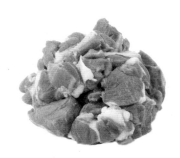

孕妈妈应多吃瘦肉

人体较易吸收各种动物瘦肉和肝脏中所含的铁。原因是动物体内的铁的存在形式更易于被人的小肠细胞吸收和利用，且人体对它的吸收不受食物中其他成分的影响。动物肌肉中存在着能促进非动物铁吸收的物质，对食物中的非动物铁有促进吸收作用。

孕妈妈宜吃茭白

茭白别名茭瓜、茭笋、菰笋，是人们普遍爱吃的蔬菜。它含有丰富的蛋白质、糖类、维生素B_1、维生素B_2、维生素C及钙、磷、铁、锌及粗纤维素等营养成分，有清热利尿、活血通乳等功效。孕妈妈宜吃茭白，用茭白煎水代茶饮，可防治妊娠水肿。用茭白炒芹菜食用，可防治妊娠高血压及大便秘结。

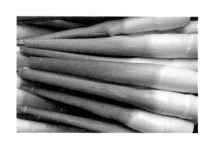

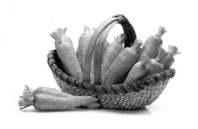

孕妈妈宜吃萝卜

萝卜是根茎类蔬菜，它的营养及药用价值很高，孕妈妈常吃萝卜能够防病健身。萝卜含钙、磷、铁、淀粉酶及维生素A、维生素B_1、维生素B_2、叶酸等营养素，有助于补充妊娠期间所需的营养物质。胡萝卜能够增强身体巨噬细胞的活力，抗癌效果明显。

孕妈妈吃鱼好处多

鱼肉中含有的二十碳五烯酸是人体必需的脂肪酸，机体自身是不能合成的。其药性丰富，可以预防血栓形成。同时，二十碳五烯酸在血管壁上能合成前列腺环素，可使螺旋动脉得以扩张，以便将足够的营养物质输送给胎儿，促进胎儿在母体内的发育。

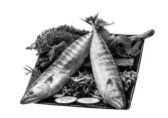

孕妈妈宜吃菜花

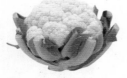

菜花含有丰富的维生素K、蛋白质、脂肪、糖类、维生素和微量元素，孕期常吃，能够预防产后出血并增加母乳中维生素K的含量。用菜花叶榨汁煮沸后加入蜂蜜制成糖浆，能够止血止咳、消炎祛痰、润嗓开音，而且还能预防新生儿颅内出血、皮下出血、上呼吸道感染。

孕妈妈可以多吃的黑色食物

黑芝麻：黑芝麻含有丰富的不饱和脂肪酸、蛋白质、钙、磷、铁等营养素，还含有多种维生素，它含有的维生素E居植物性食品之首。

黑豆：黑豆的蛋白质含量高，且质量好，对身体有益。黑豆还含有丰富的不饱和脂肪酸、钙、磷、铁及胡萝卜素、B族维生素等。

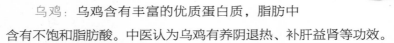

海藻、海带、紫菜：它们含有特别丰富的碘，钙、镁、铁含量也很丰富，有利尿、消肿、清血热、降血压等作用。

乌鸡：乌鸡含有丰富的优质蛋白质，脂肪中含有不饱和脂肪酸。中医认为乌鸡有养阴退热、补肝益肾等功效。

黑木耳：黑木耳的功能为益气、润肺、补脑。它含蛋白质、脂肪、糖类和钙、磷、铁以及胡萝卜素、烟酸、维生素B_1、维生素B_2、磷脂等多种营养物质，还含有对人体有益的植物胶质。

孕妈妈可常吃核桃

核桃的营养价值和药用价值都很高。核桃仁中的磷脂具有增强细胞活力的作用，可提高脑神经功能，增强机体抵抗力，并可促进造血功能和伤口愈合，对生长发育中的胎儿大脑有滋补作用，但一次不能食用过多。

孕妈妈宜吃樱桃

樱桃味道酸甜，可促进食欲，其营养价值也很高，富含铁元素，利于生血，并含有磷、镁、钾、维生素A，是孕妈妈、哺乳中妇女的理想水果。买樱桃时应选择连有果蒂、色泽光艳、表皮饱满的种类，应保存在–1℃的冷藏条件下。

☆小常识：**易过敏性食物要慎吃**

过敏性食物经消化吸收后，能从胎盘进入胎儿血液中，妨碍胎儿的生长发育，或直接损害胎儿某些器官，如肺、支气管等病。所以，孕妈妈应注意以下几方面：

1.以往吃某些食物曾发生过敏反应，那么在怀孕期间应禁止食用。

2.不要吃过去从未吃过的食物或霉变食物。

3.在食用某些食物后如发生全身发痒、气喘，或腹痛、腹泻等现象，应停止食用。

4.不吃易过敏性及辛辣刺激性食物。

5.食用异性蛋白类食物，如动物肝、肾及蛋类、奶类、鱼类，应烧熟煮透。

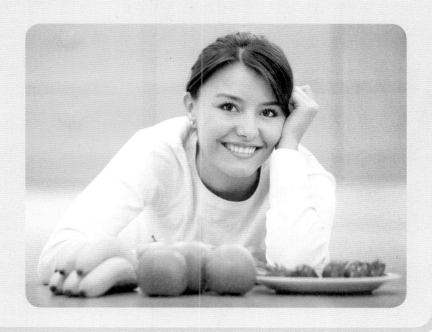

2.孕期忌吃食物

孕妈妈不宜多喝咖啡

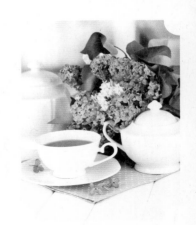

因为咖啡中含有咖啡因，能破坏维生素，易导致维生素B_1缺乏症，表现为烦躁、疲劳、食欲不振及便秘，严重的可发生多发性神经炎、心脏扩大、心跳减慢、肌肉萎缩或水肿等症状。同时孕妈妈喝咖啡还会影响胎儿健康，可导致胎儿损伤或流产，产下的婴儿不如正常婴儿健壮，也不如正常婴儿活泼。所以孕妈妈要少喝咖啡。

孕妈妈不宜多吃酸性食品

研究发现，妊娠早期的胎儿酸度低，母体摄入的酸性药物或其他酸性物质容易大量聚集在胎儿组织中，影响胚胎细胞的正常分裂增殖与生长发育，并易诱发遗传物质突变，进而导致胎儿畸形。在妊娠后期，由于胎儿日趋发育成熟，其组织细胞内的酸碱度与母体相接近，受影响的危害性相应小些。同时，大量的酸性食物会使体内碱度下降，孕妈妈长时间食用酸性物质，容易疲乏、无力，甚至引起某些疾病。因此，妊娠初期半个月，孕妈妈应少吃酸性食品为宜。

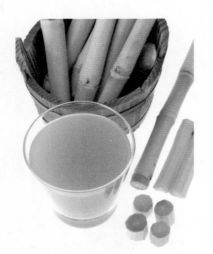

孕妈妈不可多食甘蔗

孕妈妈不可多食甘蔗。因为甘蔗中含有大量蔗糖，在体内消化分解后，会使人体内糖浓度增高，当血糖超过正常限度时，则会使体内的酸性代谢产物过多，使孕妈妈血液变成酸性，容易导致胎儿发生畸形，即使娩出后婴儿正常，但也有可能在成年后诱发糖尿病。

孕妈妈不宜饮浓茶

浓茶含有高浓度鞣酸，在肠管内易与食物中的铁、钙结合沉淀，影响肠黏膜对铁和钙的吸收利用，可诱发缺铁性贫血以及低钙血症，影响胎儿生长发育。浓茶中含有的咖啡碱会增加孕妈妈心肺负担，诱发妊娠高血压等疾病，也可能导致孕妇失眠，不利于孕妈妈健康生产。

孕妈妈忌吃不良蔬菜

青番茄：因含有龙葵碱，对胃肠黏膜有较强的刺激作用，对中枢神经有麻痹作用，会引起呕吐、头晕、流涎等症状，生食危害更大。

发芽和变青的土豆：这类土豆与青番茄一样，含有龙葵碱，所以孕妈妈不可食用。

无根豆芽：市场上出售的无根豆芽多数是以激素和化肥催发的，无根豆芽是国家食品卫生管理部门明文禁止销售和食用的蔬菜之一。

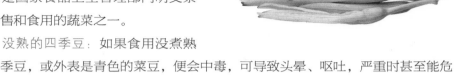

没熟的四季豆：如果食用没煮熟的四季豆，或外表是青色的菜豆，便会中毒，可导致头晕、呕吐，严重时甚至能危及生命。

新鲜黄花菜：集市上的鲜黄花菜虽然新鲜，但因含有水仙碱，进入人体后，经氧化作用可使人出现一系列中毒症状，如腹痛、腹泻、呕吐等。食用时如果将新鲜黄花菜在水中充分浸泡，使水仙碱最大限度地溶于水，便不会产生上述症状。

变色的紫菜：凉水浸泡后的紫菜若呈蓝紫色，说明该菜在干燥、包装前已经被有毒物质污染了，这种紫菜对人体有害，不可食用。

孕妈妈不宜食用辛辣食品

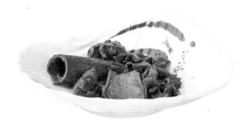

怀孕后，由于胎儿的一天天长大，如果孕妈妈始终保持着进食辛辣食物的习惯，其结果一方面会加重孕妈妈的消化不良、便秘或痔疮的症状，另一方面也会影响孕妈妈对胎儿营养的供给，甚至增加分娩的困难。

孕妈妈不宜饮汽水

孕妈妈不宜经常饮用汽水，因为过量饮用汽水可能导致缺铁性贫血。怀孕期间，孕妇本身和胎儿对铁的需求量比任何时候都要多，如果孕妈妈常饮用汽水，汽水中的磷脂酸会和铁结合形成人体难以排出的废物，势必导致缺铁，以致影响孕妈妈的健康及胎儿的发育。此外，充气性汽水内含有大量的钠，若孕妈妈经常饮用这类汽水，会加重水肿。

孕妈妈不宜食用腌熏制品

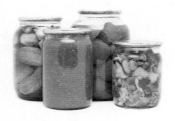

火腿、咸肉、腌鱼、香肠、咸菜以及各种熏烤食品，如烤羊肉串、鸡肉串、鹌鹑串、肥肠串等，孕妈妈都不宜食用。虽然这些食物味道香美，但其含有亚硝酸盐，它是一种致癌物质，食后对人体有害。腌熏制品中含有苯并芘和仲胺，这两种物质进入胃后会形成亚硝胺，可致胎儿畸形。

孕妈妈应慎食易致敏的食物

有过敏性体质的孕妈妈可能对某些食物有过敏反应，这些过敏性食物经消化吸收后，能从胎盘进入胎儿血液中，妨碍胎儿的生长发育，或直接损害胎儿某些器官，如肺、支气管等，从而导致胎儿畸形或罹患疾病。

孕妈妈忌热性食品

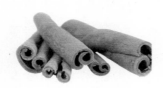

孕期不要食用热性食物，怀孕期间"宜凉忌热"，如果孕妈妈经常食用温热性的食品，会导致阴虚阳亢。因气血失调、气盛阴耗、血热妄行，会加剧孕吐、水肿、高血压、便秘等症状，甚至会发生流产或死胎等。

孕妈妈不宜多吃罐头食品

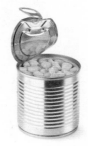

罐头食品在生产过程中，会添加一些对人体有害的物质，在孕期对人体伤害较大，影响细胞和组织的分裂和分化，胎儿对一些有害物质反应和解毒功能尚未建立，容易导致胎儿畸形。尽管罐头中含有的添加剂不多，但长

期食用对胎儿有害，甚至会引发流产。

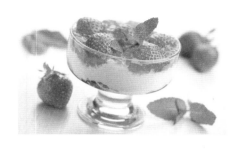

◦ 孕妈妈不宜多吃冷饮

食用过冷食物会引起胃部收缩、蠕动加剧，对肠胃不好。太多的冷刺激还会使口腔、咽喉、气管等部位的抵抗力下降，诱发上呼吸道感染或扁桃体炎等。此外，腹中胎儿对冷的刺激也很敏感，当孕期喝冷水或吃冷饮时，胎儿会在子宫内躁动不安，胎动会变得频繁。因此，孕妈妈吃冷饮一定要有节制。

◦ 孕妈妈不宜用饮料代替白开水

开水是补充体液最好的物质，相对于饮料更健康，极少有不良反应，容易被人体吸收。各种果汁、饮料都含有较多的糖及其他添加剂，还含有大量的电解质，这些物质能较长时间停留在胃里，会对胃产生许多不良刺激，不仅直接影响消化和食欲，而且会增加肾脏的过滤负担，影响肾功能。

◦ 孕妈妈不宜多食苦瓜

苦瓜内含有奎宁，奎宁会刺激子宫收缩，容易引起流产。所以孕妈妈不宜多吃苦瓜。虽然奎宁在苦瓜中的含量很少，孕妈妈适量吃点并无大碍，但是，为了保险起见，孕妈妈还是少吃苦瓜为妙。

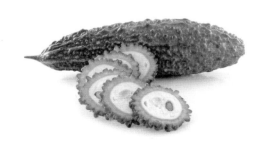

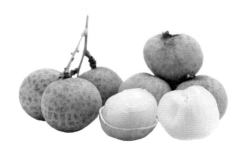

◦ 孕妈妈不宜多食桂圆

桂圆能养血安神、生津液、润五脏，是一味良好的食疗佳品，被人们视为滋补良品。然而，孕妈妈食用桂圆（特别是怀孕早期）却是麻烦多多。受孕期，阴血偏虚，阴虚则滋生内热，因此孕妈妈往往有大便干燥、小便短赤、口干、胎热、肝经郁热等症状，如果这时再食用性热的桂圆，非但不能产生补益作用，反而会增加内热，容易发生动血动胎、漏红、腹痛、腹胀等先兆性流产症状，严重者可导致流产。

孕妈妈不宜过分滋补

孕期需要补充营养，但过量的营养会导致分娩困难。营养专家指出，孕妈妈食物应多种多样，均衡营养。在补充营养的同时应多运动，避免肥胖。超重不但影响分娩，还会引发并发症，不利于胎儿生长。所以孕妈妈补充营养要适当。

孕妈妈不宜过多食用动物肝脏

动物肝脏的营养价值很高，它含有20％的蛋白质、多种维生素、钙、磷、铁、锌等，均属人体所必需的营养物质。但医学研究人员却认为孕妈妈不宜过多食用动物肝脏，因为动物肝脏中维生素A含量较多，孕妈妈过量食后可能导致胎儿出现畸形。这也是人们初次了解到维生素A与胎儿畸形的关系。所以孕妈妈一周食用一次就可以了。

孕妈妈忌常吃火锅

火锅中食物大多为羊肉、牛肉、狗肉等，这些食物大多含有弓形虫的幼虫，进食后在肠管中存活，甚至扩散至血液中，也可以通过胎盘感染到胎儿，引起胎儿发生小头、大脑（脑积水）、无脑等畸形。

孕妈妈不要食用霉变的食物

妊娠期间，孕妈妈千万不要食用霉变食物。因为孕妈妈食用了霉菌毒素污染的农副产品和食品后，霉菌毒素便会随之进入人体，导致孕妈妈因中毒而发生昏迷、剧烈呕吐等症状，或因呼吸不正常而造成缺氧，这些都会影响胎宝宝的正常发育或导致流产。同时，胎宝宝发育还不完整，食用霉变食物容易导致胎儿畸形。

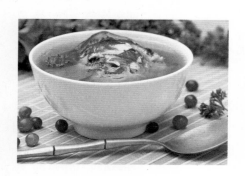

孕妈妈不宜喝长时间熬制的骨头汤

骨头汤长时间熬制不但不会使骨骼中的钙质分解，还会破坏骨头中的蛋白质。骨头汤长时间熬制还会增加汤中脂肪含量，骨头汤长时间熬制有害而无益。

有些鱼孕妈妈不宜多吃

鱼类被广泛公认是健康食品，有些鱼

的脂肪还能保护心脏。但是要引起注意的是，并非所有的鱼类都适合孕妇吃。不同鱼类含有的汞量不一样且对人体有害。专家提醒孕妈妈，有四种鱼汞含量可能会影响胎儿大脑的生长发育，应避免吃，它们是鲨鱼、鲭鱼、旗鱼及方头鱼。金枪鱼也被列为孕妇禁食食品。

孕妈妈不宜滥服鱼肝油

鱼肝油含有丰富的维生素A和维生素D，是治疗维生素缺乏症的药物。许多妊娠女子认为鱼肝油含维生素丰富，对胎儿有益，在孕期大量服用，殊不知服用过多的鱼肝油，会导致胎儿畸形。孕妇体内含有过多维生素D会引起胎儿主动脉粥样硬化，甚至导致肾和骨骼发育异常。

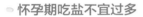

怀孕期吃盐不宜过多

怀孕期间容易患水肿和高血压，因此专家主张孕妈妈不宜多吃盐。一点盐都不吃对孕妈妈也并非有益，只有适当吃些盐才是必要的。患有某些与妊娠有关疾病的孕妈妈要少吃甚至不吃盐，如发现孕妈妈体重增加过度，特别是出现水肿、血压升高、妊娠中毒症状等，一定要忌食盐。

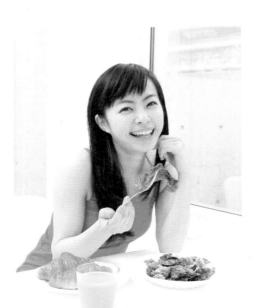

孕妈妈忌食甲鱼和螃蟹

甲鱼又称鳖，具有滋阴益肾功效，属于高档补品，用甲鱼做成的菜肴味道非常鲜美，但是甲鱼性味咸寒，有较强的通血络、散瘀块作用，因而有一定堕胎之弊，尤其是鳖甲的堕胎之力比鳖肉更强。

螃蟹也因其味道鲜美而深受很多人的青睐。但其性也属寒凉，有活血祛瘀之功效，故对孕妈妈不利，尤其是蟹爪，有明显的堕胎作用。倘若孕妈妈在怀孕早期食用则容易造成出血、流产。

◦ 孕妈妈不宜多吃方便食品

方便食品食用虽然方便，但缺少孕妈妈每日必需的营养物质脂肪酸，这是胎儿大脑发育必需的成分，而且孕早期如果要形成良好的胎盘及丰富的血管，就特别需要脂肪酸，因为多种不饱和脂肪酸是形成胎儿血管和神经等细胞的构造成分，严重缺少脂肪酸的胎儿会造成发育不良。

◦ 孕妈妈食用菠菜要科学

菠菜富含铁质，可以补血，又富含大量的维生素C等多种营养，孕期本应该多吃，但一定要注意科学烹饪。但菠菜中含有的草酸会破坏锌和钙，导致孕妈妈缺少人体不可却的锌和钙元素，对胎儿发育极为不利，所以孕妈妈要少吃。

◦ 孕妈妈要少吃山楂食品

山楂虽然开胃助消化，但过多食用会导致孕妈妈子宫兴奋，促使子宫收缩，严重者导致流产，所以孕妈妈要少吃。此外，孕妈妈每日吃水果也不能超过800克，而且应该在饭后半小时之后再吃，水果中的果糖和葡萄糖可转换为中性脂肪，易引起体重增加，还可导致高脂血症。

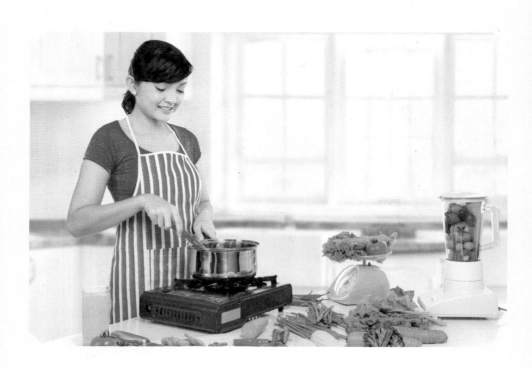

3.对宝宝有利的孕期食物

能促进胎儿大脑发育的食物

胎儿大脑的发育高峰期是从怀孕10周到出生后2岁半。胎儿时期脑的发育直接关系到宝宝的智力，因此，胎儿时期孕妈妈一定要重视及时提供有利于大脑发育的营养。

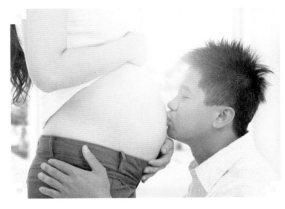

胎儿大脑发育需要多种营养素，但孕妈妈应特别注意摄取以下几种营养素：蛋白质参与细胞的组成，是脑细胞的主要原料之一；脂肪是脑神经纤维发育不可少的物质；糖类是脑细胞代谢的物质基础；矿物质中的锌、钙、铁、碘、锰作为辅酶，直接参与脑细胞中蛋白质等生物合成过程。在各种各样的食物中，以下这些对脑的发育起着重要作用。

使脑细胞数量增多：胎儿大脑发育所需的第一营养成分是脂类（不饱和脂肪酸）。坚果类食物中15%～20%的为优质蛋白质，其中含有十几种重要的氨基酸，这些氨基酸都是构成脑神经细胞的主要成分。同时坚果还含有对大脑神经细胞有益的维生素B_1、维生素B_2、泛酸、维生素E及钙、磷、铁、锌等。所以，无论是对孕妈妈还是对胎儿，坚果都是补脑、益智的佳品。

孕妈妈应在怀孕早期开始（最晚不能晚于怀孕第4周）经常食用核桃、花生、杏仁、瓜子、松子、板栗、榛子等坚果，这些既可食用又可作种子的坚果具有加速脑细胞的分裂、增殖的作用。

使脑细胞体积增大：要把握好脑细胞的分裂期，及时补给营养，促其长大。怀孕后3～4个月，脑细胞分裂最活跃，数目增加最快；怀孕后7个月至出生后的一段时间，脑细胞又一次快速分裂，数目又一次大增。在这关键时期中给予合适足量的营养物质，不仅能使脑细胞数量达到最多，而且体积也会达到最大。为此孕妈妈应多吃些鱼、蛋、瘦肉、动物肝脏等含蛋白质多的食物。

使脑细胞建立广泛的联系：要达到这一目的，就要使脑细胞的树突增生，树突间能迅速有效地传递各种信息和刺激。孕妈妈要多补充一些含维生素及微量元素的食物。

把握时机，摄取足量、丰富、适宜的营养物质，是优生学对营养方面的一个基本要求。这种全面均衡又有侧重点的营养供给方式至少应持续到孩子出生后3岁。

孕妈妈要重视胎儿的牙齿发育

儿童牙齿的好坏不仅取决于后天的牙齿卫生要求，先天的牙齿营养基础也不

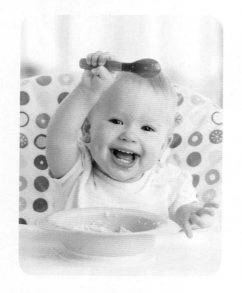

容忽视。营养缺乏会导致牙齿发育障碍，影响牙齿结构完好。因此，在妊娠期，孕妈妈要注意摄取孩子牙齿发育所需的营养。

孕第6周时，胎儿的口腔上皮形成牙板，牙板上有20个牙蕾，由此逐渐发育乳牙(小人牙)。孕5个月起，恒牙胚在乳牙胚的深部开始发育，延续到出生后3~4年，以后逐渐发育成恒牙(大人牙)。牙齿在发生发育的过程中需要大量的营养。

牙齿的不同组织所需的营养物质是不一样的。牙齿基质所需的重要营养是蛋白质。因此，要多吃鸡、鱼、肉、蛋、豆腐等食品；牙釉质发育更需要维生素A，镁离子、磷离子有助于牙齿的钙化，要多吃牛奶、鱼肝油、骨头肉、带鱼、猪肉和豆腐等；氟有助于提高牙齿抗酸能力，海虾、海带、麦面中有丰富的氟。

有利于胎宝宝视力发育的食物

优质鱼类：孕期如果孕妈妈多吃优质鱼类，如沙丁鱼，其出生的宝宝就有可能比较快地达到成年人程度的视觉程度。优质鱼类富含有一种构成神经膜的要素，被称为欧米加-3脂肪酸，而欧米加-3脂肪酸含有的HDA与大脑内视神经的发育有密切的关系，能帮助胎儿视力健全发展。孕妈妈每周至少要吃一次鱼，但要少吃鱼罐头食品，最好购买鲜鱼自己烹饪。

含维生素A的食物：缺乏维生素A会导致眼睛对黑暗环境的适应能力减退，严重的时候容易患夜盲症。维生素A还可以预防和治疗眼干燥症。因此，多吃含有维生素A的食物对眼睛有益。

含维生素C的食物：维生素C是组成眼球水晶体的成分之一，如果缺乏维生素C容易患水晶体浑浊的白内障。所以，为了保护眼睛应多吃含有维生素C的食物。植物性食物水果（尤其是柑橘类）和蔬菜是维生素C的主要来源。

含钙的食物：钙对眼睛也是有好处的，钙具有消除眼睛紧张的作用。如豆类、绿叶蔬菜、虾皮含钙量都比较丰富。经常食用排骨汤、鱼等也可补充钙。

含B族维生素的食物：B族维生素是视觉神经的营养来源之一，维生素B_1不足，眼睛容易疲劳；维生素B_2不足，容易引起角膜炎。

枸杞：特别要向孕妈妈推荐的是枸杞，具有清肝明目的功效，对眼睛有益。枸杞含有丰富的胡萝卜素，以及维生素A、维生素B_1、维生素B_2、维生素C，钙、铁等，这些都是使眼睛明亮的营养物质。

含维生素E的食物：维生素E具有抗氧化作用，可抑制晶状体内的过氧化脂质反应，使末梢血管扩张，改善血液循环，对增强肌肉代谢和生殖功能均有良好影响，能促进病变组织的恢复。对治疗某些眼病有一定辅助作用。

含花青素的食物：花青素是有效抑制破坏眼部细胞的酵素。富含花青素的食物是有红、紫、紫红、蓝等颜色的蔬菜、水果或浆果，例如，红甜菜、红番茄、茄子、黑樱桃皮、油桃等。

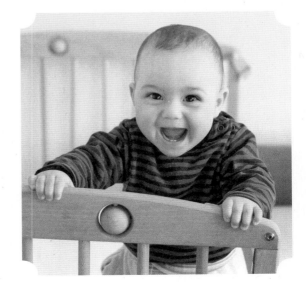

含蛋白质的食物：蛋白质是组成细胞的主要成分，组织的修补更新需要不断地补充蛋白质。

孕妈妈饮食与孩子的视力发育有密切的关系。为了让腹中的宝宝有一双明亮健康的眼睛，要鼓励自己多吃以上有益食品。

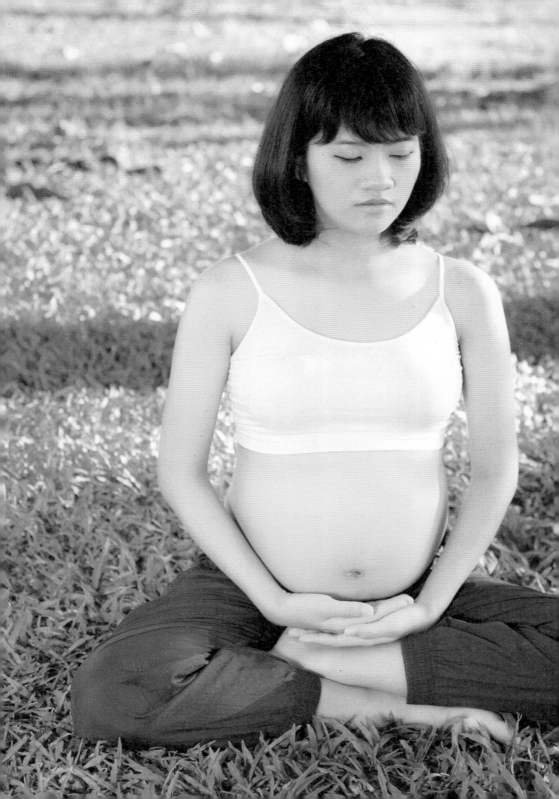

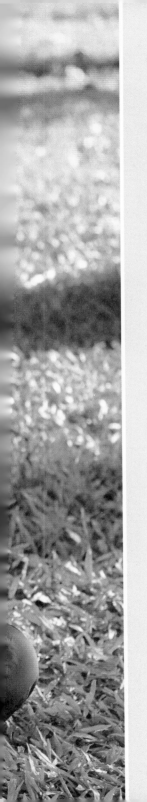

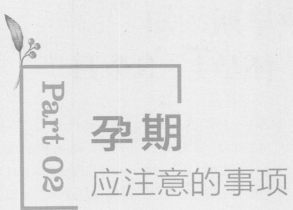

Part 02

孕期
应注意的事项

　　作为孕妈妈，你需要知道的不只有一点点。孕早期、孕中期、孕晚期，胎儿的变化、需要补充哪些营养、生活中要注意什么都是孕妈妈需要了解的。准爸爸和孕妈妈的"吃喝玩乐"都影响着宝宝的健康成长。

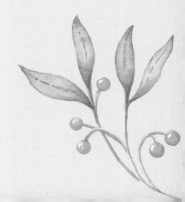

一、孕早期须知
（怀孕1～3个月）

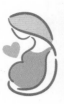

　　孕早期是指怀孕1～3个月这一时期。刚怀孕时，孕妇并不能第一时间感知到自己怀孕。孕早期是胎儿发育最关键的一个时期，也是最为重要的一个阶段。孕早期是胎儿从无到有，逐步形成人形的过程。早孕反应和身体变化会给孕妇带来很多不舒服的感觉，严重影响孕妇的情绪。孕早期，也是妊娠反应发生时期，孕妇体质不同，妊娠反应的强弱也会不同。

　　这一时期，胎儿极不稳定，孕妇必须要照顾好自己的身体。孕妈妈要好好安排自己的这个阶段生活，保持身心愉悦，避免食用一些对胎儿不利的食物。尤其是在孕二月时，是胚胎器官高度分化的时期，对胎儿而言，是非常关键的一个时期，孕妈妈不但要饮食营养，还要定期做产检，检测胎儿与孕妇的健康。

孕1月

孕1月的饮食原则

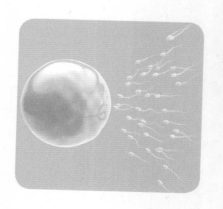

　　这个月孕妇的食谱主要应以开胃，并富含蛋白质、维生素和矿物元素的食品为主，少吃大鱼大肉等荤腻食品，或大补之物，饮食应以清淡可口、易消化为佳。

　　胎儿神经管发育的关键时期在怀孕初期第17～30天。女性要从计划怀孕开始补充叶酸，可有效地预防胎儿神经管畸形。孕妇应尽早补充铁，预防缺铁性贫血及其所带来的不良后果。如果不注意铁质的摄入，易导致孕妇和胎儿患缺铁性贫血，并可能影响胎儿也患上缺铁性贫血。

◦ 偏瘦女子怀孕须知

现代女性为苗条而节食。殊不知，孕妈妈身体过于偏瘦，在妊娠期间可能会引发多种病症，胎宝宝也会因缺乏营养而不能正常生长发育。因此，为了使胎宝宝能够健康成长，偏瘦的女性怀孕后需注意以下事项：

❀ 纠正厌食、挑食、偏食等不良饮食习惯，减少零食。停止药物减肥。

❀ 检查潜在疾病造成的营养不良，如血液病、心血管病、肾脏病、糖尿病、结核等。

❀ 检查有无营养不良性疾病，如贫血、缺钙、缺碘、维生素缺乏等，如有则需进行相关治疗。

❀ 增加糖类、优质蛋白等的摄入，多食新鲜蔬菜水果，脂肪按需要量摄入，不宜过多。

❀ 禁烟酒及成瘾药物。

◦ 肥胖女子怀孕须知

肥胖女子在分娩时容易造成难产，因此，在妊娠期间应该做到：

合理安排自己的饮食，加强运动，养成健康的饮食习惯。在膳食营养平衡的基础上减少每日摄入的总热量，配合中等或低强度的运动慢慢将体重减下来。每餐进食不要过饱，保持七八分饱即可。细嚼慢咽更有利于消化。用小餐具代替大餐具，也可以增加饱腹感，轻松健康减掉多余的脂肪。

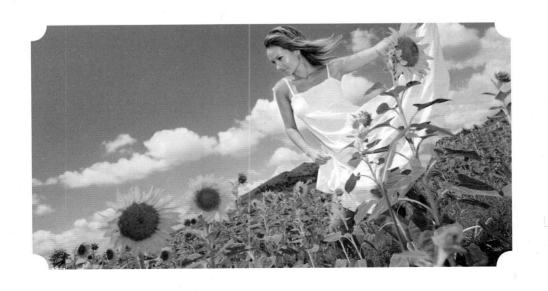

⬤ 生活注意事项：

日常生活须知：初次怀孕的女性，在身体和心理上，都会发生一连串的变化。首次怀孕，孕妇自己往往还浑然不觉，以致误食药物或疏忽了生活上的细节，这都有可能对胎儿和母体产生不良影响。

怀孕初期可能会有低热、倦怠等类似感冒的症状，这些症状过几天就会自动消失。不要服用对孕妇和胎儿不利的药，许多感冒药其实都是孕期禁药。

当感觉身体不适时，不要勉强做剧烈的运动，或在此时远游，过度运动可导致一部分人阴道出血，甚至流产。

在这个阶段孕妇要注意自己的饮食起居，特别是在冬、春季节等流感高发期。不要到影剧院、商场等人多的公共场所，以避免患风疹、流感、水痘等疾病。流感发烧不但会伤害胎儿正在发育着的中枢神经系统，严重的还会造成流产、死亡、畸形等。此外，还要注意室内经常开窗通风，保持空气的新鲜。

准爸爸须知：怀孕第一个月，孕妈妈容易出现情绪不快、精神疲倦、烦躁不安等反应，这时，丈夫要比以前更加爱护妻子，体谅妻子，注意做到以下几点。

❀ 保证怀孕的妻子的营养供给，以适应母胎的需要，合理安排孕妈妈的饮食，保证妻子营养均衡。

❀ 不要抽烟喝酒，保持生活环境卫生，尽量避免性生活，以免给妻子和胎儿造成伤害，为当一个好爸爸做好准备。

❀ 保持开朗愉悦的心态，陪伴孕妈妈就诊，参与每一项受检过程。

❀ 帮助妻子做好情绪胎教。丈夫在情绪胎教中有着义不容辞的责任，应多陪妻子到幽静的公园、树林、田野中去散步，让妻子保持心情舒畅。

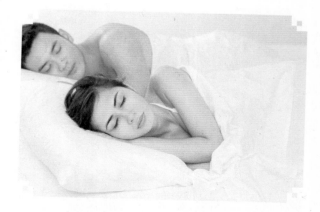

孕2月

孕2月的饮食原则

妊娠2月，有些孕妈妈因孕吐而食欲不振，所以担心胎儿营养不足。妊娠初期胎儿生长缓慢，但母体体重通常每日要增加60克左右，对营养的要求并不高，所以不要勉强自己进食。假如为了胎儿勉强吃下含有钙质或蛋白质的食物，效果也不大，只要能尽量吃些清淡爽口的食物，就不致影响胚胎发育。

孕妈妈这一时期的饮食营养，应以富含维生素B_1、维生素B_6、锌，以及易于消化、蛋白质丰富的食物为主。为了使食物得到充分的消化和吸收，还可以同时服用2～3片酵母片或10毫升胃蛋白酶合剂，每日口服3次。此外，也可食用一些开胃健脾、理气的汤水及热饮。

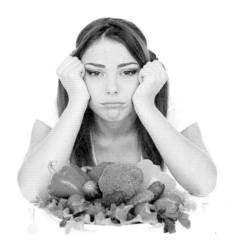

孕期营养不良对胎儿造成的影响

❀ 低出生体重：低出生体重是指新生儿出生体重小于2500克。造成低出生体重的因素大致包括母亲孕期的体重增长低，孕期血浆总蛋白和白蛋白低，孕妇贫血，膳食因素中，孕期的热能摄入量低。同样，孕期能量摄入过高也会增加超重儿的出生率。

❀ 早产儿及小于胎龄儿：早产儿是指妊娠期少于37周即出生的婴儿。小于胎龄儿指胎儿的大小与妊娠月份不符，即小于其应有体重，反映出胎儿在母体中生长停滞，宫内发育迟缓。造成宫内发育迟缓的重要原因之一是孕期营养不良，尤其是热能、蛋白质摄入不足。

❀ 脑发育受损：胎儿脑细胞数的快速增殖期是从孕30周至出生后一年，随后脑细胞数量不再增加而细胞体积增大、重量增加直至2岁左右。所以，妊娠期间的营养状况，特别是孕晚期母亲蛋白质的摄入量是否充足，影响到胎儿脑细胞的增殖数量和大脑发育，并关系到其出生以后的智力发育。

❀ 先天畸形：胎儿的畸形或疾病如果是出生前就有的，称为先

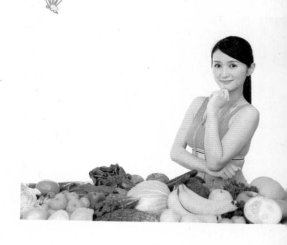

天性缺陷或疾病。胎儿的畸形可以表现为外表的，例如脑积水、无脑儿、脊柱裂等，也可以表现为功能性的，例如智力低下、代谢性疾病，还包括从外表不易察觉的疾病。

因为胎儿在子宫内生长发育所需要的能量和营养素全部需要由母体供给，所以妇女妊娠期间，如果营养不良，不仅孕妇本身的健康会受到影响，同时会使胎儿的正常生长发育受到影响，严重时还会引起不同程度的器官畸形，孕期某些营养素缺乏或过多，都可能导致出生婴儿先天畸形。

如孕早期叶酸缺乏，可造成胎儿神经管畸形，其中尤以无脑儿和脊柱裂最为严重。近几年的研究报告已证明，怀孕前和孕早期补充叶酸和多种维生素，可以预防神经管畸形的初发和再发。

◦ 生活注意事项：

日常生活须知：这时期孕妈妈容易产生恶心、呕吐等症状，中医认为是由胃气虚弱或肝热气逆造成的。属胃气虚弱的，症状有呕恶不食、脘腹胀闷，或食入即吐、全身乏力、头晕嗜睡，可选用健胃和中、降逆止呕的食品调治，饮食应以牛奶、豆浆、蛋羹、米粥、软饭、软面条为主。属肝热气逆的，一般症状有呕吐苦水或酸水、胸腔及脘腹胀满，长出气、头晕目涨、烦躁易怒，可选用清热和胃、凉血安胎的食品调治，宜多吃蔬菜和水果。

孕妈妈在这个时期也容易流产，因为胚胎期是宝宝各器官分化发育的时期，许多导致畸形的因素都非常活跃，必须特别注意。在第4~5周，胎儿的心脏、血管系统最敏感，最容易受到损伤。在这个敏感的阶段孕妇更要注意自己的生活环境和饮食起居，应避免搬运重物或做激烈运动，而且做家务与外出次数也应尽可能减少。避免疲劳，要有足够的休息和睡眠时间，性生活要有节制，以使宝宝安然度过这个危险时期。

准爸爸须知：此时期是妊娠反应很剧烈的时期，孕妈妈的情绪一般会变化比较大，性情会变得易怒、激动、烦躁，因此丈夫在此时的作用就变得很重要了。做丈夫的要理解妻子心理上的这种变化，要尽量迁就妻子，多体贴妻子，在她身体不适时要多加照顾。丈夫最好能下厨做饭。有些孕妈妈会因孕吐而吃不下东西，丈夫要注意选择做一些妻子喜欢的能吃下的饭菜，以保证营养的供给。有时可能千方百计地为妻子弄来一些稀有食物，端到妻子面前时，妻子却不屑一顾，这也不要灰心，要尽量多准备几种菜，供妻子任意选择。

此外，丈夫还要注意不要让妻子干体力活儿，要多承担一些家务，排除一切有可能发生流产的危险因素，让妻子尽可能得到充分休息。准爸爸注意不要在家吸烟，烟和酒都会给胎儿带来不良影响。如果家中有饲养了猫、狗或小鸟等宠物，应尽量避免让孕妈妈接触，以免感染上一些细菌和疾病。最好把这些宠物送给别人或暂时寄养在朋友家中。

孕3月

孕3月的饮食原则

怀孕第3个月，根据胎儿的发育状况，孕妈妈的饮食安排应该以品种丰富的食谱为主。食物要富含铁、磷、钙、维生素C、蛋白质、糖、植物脂肪等，这样才可满足胎儿生长发育的营养需求，同时也补充了孕妈妈体内的能量。由于此间胎儿的不断增大，孕妈妈的负担也越来越重。在这一个月内，由于一些孕妈妈开始出现贫血的症状，因此要特别注意营养的调剂，进行合理饮食安排。

怀孕初期需要的营养

怀孕初期由于妊娠反应会出现恶心等症状，如果反应严重则可以不要太拘泥于营养，自己喜欢吃什么就吃什么，一餐吃不了太多，可

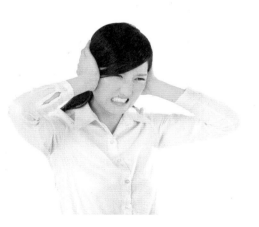

以少食多餐，不想吃时不必勉强，想吃时再吃。如果食欲较好，就应尽量摄取足够的维生素B₁、维生素C和钙等，比如喝牛奶，多吃奶酪、新鲜蔬菜、水果等。

特别需注意的是，当孕妈妈维生素B₁不足时，恶心呕吐症状会更严重。因此，这时应尽量多吃含维生素B₁较丰富的食物，如动物的肝脏、大豆、花生等。孕妈妈的肝脏运转不利时，也会发生恶心呕吐，所以孕妈妈还应该多吃些能促进胆汁分泌的食品，如牛奶、蛋黄、柠檬等。

怀孕初期多吃水果：水果、蔬菜和五谷中都含有维生素，但是蔬菜和五谷中的维生素在去皮、精磨

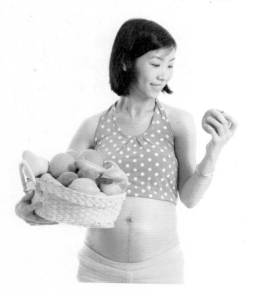

和烹饪时容易受到破坏。

水果含有丰富的维生素，并且洗净或去皮后就能生吃，有益于维生素的保存、吸收和利用。所以，怀孕初期伴随早孕反应或食欲不佳时，除一日三餐外，还应适当增加一些水果，以满足自身及胎儿对维生素的需要。

吃酸要讲究卫生和营养：孕妈妈不宜多吃腌渍菜和醋制品。这类食物虽然有一定酸味，但是其中的维生素、蛋白质、矿物质、糖分等营养几乎丧失殆尽，而且还会有致癌物质亚硝酸盐，食之对母婴均无益。

所以，喜吃酸食的孕妈妈，最好选择既有酸味又营养丰富的番茄、樱桃、杨梅、石榴、橘子、酸枣、葡萄、青苹果等新鲜水果，这样既能改善胃肠不适症状，也可增进食欲，加强营养，有利于胎儿的生长，一举多得。

生活注意事项：

日常生活须知：孕妈妈此时应停止激烈的体育运动、体力劳动等，平常如有做运动的习惯，仍可保持，但必须选择轻松且不费力的运动，如舒展筋骨的柔软体操或散步等。要避免剧烈运动，也不宜搬

运重物和长途旅行，至于家务事，可请丈夫分担，不要勉强，上下楼梯要平稳，尤其应随时注意腹部不要受到压迫。

上班的职业女性，应保持愉快的工作情绪，以免因心理负担过重、压力太大而影响胎儿的发育。此时，若能取得同事的理解和支持，继续工作不成问题。

孕妈妈应保持心胸豁达、心情平静愉快，切不可过度兴奋或悲伤，尽量避免情绪激动、精神紧张。如果孕妈妈在怀孕早期的情绪不好，会造成肾上腺皮质激素增高，这就可能阻碍胎儿上颌骨的融合，造成腭裂、唇裂等畸形。

此外，为预防便秘，最好养成每日定时上厕所的习惯。下腹不可受寒，注意时时保暖，不熬夜，保持有规律的生活习惯。如果分泌物增加，则易滋生病菌，因此孕妈妈应该每天淋浴，以保持身体清洁。

准爸爸须知：怀孕初期3个月，对于胎儿大脑的发育非常关键。因此，准爸爸在此时为孕妈妈提供充足的健脑食物，是十分必要的。在平常烹饪的过程中，准爸爸应注意多选用一些健脑食物，如核桃、黑芝麻、金针菜、小米、玉米、大枣、香菇、海产品等，以保证胎儿的大脑得到充分的营养而良好发育。

为了让不喜欢吃饭的妻子能摄取到各种营养，有时需要在旁边稍微地劝食。有些孕妈妈还会出现一些违背常理的食欲要求，即异食现象，如吃臭鸡蛋、喜酸嗜辣等，如妻子的异食对身体和胎儿没有太大的危害，丈夫应该尽量满足妻子。

有些妊娠反应严重的孕妈妈，不仅本人不爱吃饭，就连饭菜的味道都不能闻，这时丈夫可以寻找适合妻子妊娠期间的菜谱，或者一起外出吃饭，这也是增进妻子食欲的好办法。

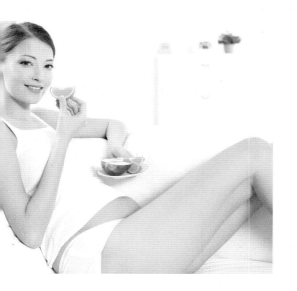

二、孕中期须知
（怀孕4～7个月）

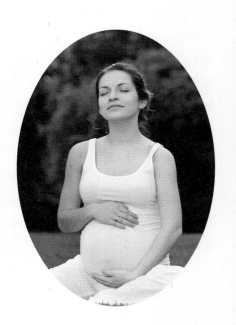

这一时期，大多妊娠反应已经消失，孕妇的情绪和食欲方面都会好转，孕妇身体开始变得笨重。孕妇可以明显感觉到胎动，这是宝宝大脑发育的一个时期，孕妇要多食能够促进大脑发育的食物，孕妇需要注意补铁。孕妇可以适当地给予胎儿一些刺激，以有利于宝宝的健康发育。孕妇要适当地运动，保证身体健康，多到室外活动，呼吸新鲜空气，保持轻松愉悦的心情。

孕中期时，胎儿需要的营养比孕早期要多得多，所以孕妇要多补充营养。在怀孕6个月左右的时候，孕妇的肚子越来越大，重心前移，负重的孕妇很容易疲惫，所以要保证充足的睡眠，不要久站或者久坐，以免导致水肿。这一时期也是胎教的最好时期，孕妇的心情对宝宝的影响特别大，好的心情能为宝宝的健康打下坚实的基础。到怀孕7个月时，一些妊娠并发症很容易发生，孕妇要避免激烈运动，不要手拿重物，不要拿高处的物品，不要突然站起。另外，此时产妇要注意定期产检，并且保护自己的乳房。

孕4月

孕4月的饮食原则

这个时期，孕妈妈由于孕吐及压迫感等不适症状消失，身心安定，因而是食欲突然大增的时期。过去一直不太需要营养的胎儿也进入了急速生长的时期，开始生成成人血红蛋白，由此开始需要充足的营养。胎儿发育所需要的营养是多方面的，此时孕妈妈应多摄取优质蛋白质、植物性脂肪、钙、维生素等营养物质，不可偏食、嗜食或乱用药物，否则会造成胎儿发育所需的营养缺乏，从而导致神经系统发育不良、兔唇、先天性心脏病等，特别是对血液系统有较大的影响。

孕妇容易忽视的营养素

孕妈妈在孕中期除了要注意合理安排饮食之外，可千万不要忽视阳光、空气和水的重要性，它们给孕妈妈提供的营养素是其他物质无

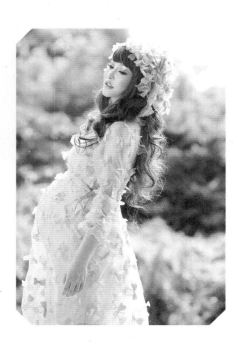

法代替的。

阳光

阳光中的紫外线具有杀菌消毒的作用，而且当阳光照射在人体皮肤上时，可以在人体内合成维生素D，维生素D既能促进钙质的吸收，也能防止胎儿患先天性佝偻病。所以，孕妈妈在怀孕期间要适当接受日光浴，冬天每日通常不应少于1小时，夏天需要半小时左右。特别是长期在室内或地下环境工作的孕妈妈，晒太阳更为重要。

新鲜空气

新鲜的空气是人体新陈代谢过程中所必需的，也对大脑发育具有十分重要的意义。孕妈妈早晨起床后，可以到草地、树林等地方走一走，呼吸一下新鲜空气，树木多的地方对人身心健康极其有益的负离子含量也很多，而且灰尘和噪声也比较少，孕妈妈可以获得这种"空气维生素"。此外，孕妈妈在晚上睡觉时，最好能开着窗户睡觉，这样使夜晚室内的空气也比较新鲜，如果天气太冷则可以关窗，但早晨起床时一定要打开窗户换换空气。

水

水是人体必需的营养物质，占人体的60％，也是人体体液的主要

组成部分。饮水不足不单会引起干渴，而且还会影响到体液的电解质平衡和养分的运送，调节体内各组织的功能，维持正常的物质代谢都离不开水。妊娠期间，水对孕妈妈的重要性更是不言而喻，它可以帮助肺部的排泄、体温的调节，还有助于皮肤的滑润。所以，孕妈妈要注意补充足量的水分。

● **生活注意事项：**

日常生活须知：孕中期孕妈妈易出现妊娠贫血症，因此对铁质的补充尤其重要。身体容易出汗，分泌物增多，容易受病菌感染，所以每天应该淋浴，并勤换内裤。孕妈妈还要注意多活动一下，适度的运动会为分娩及产后带来好处，同时还可以增强体力。具体注意事项如下：

❀ 平时注意增加营养，上班的孕妈妈可以带些营养品在办公室里服用，也可以多吃些水果。

❀ 如果开始感到腰痛，就要注意不能长时间保持一种姿势，要采取正确的姿势进行工作或做家务。

❀ 孕妈妈应充分了解有关怀孕、分娩的各项知识，这样可消除怀孕期间的不安与恐惧，也有助于顺利分娩。孕妈妈可就近到妇幼保健所或医院内妇幼保健科索取资料，也可阅读有关孕产保健的书籍。

❀ 为使生产变得轻松，最好从现在开始做一些孕妇体操，但应以体能负荷的范围为限，千万不要过分勉强。

❀ 再过一个月，平时的衣服就穿不下了，应趁着身体情况良好时先行准备。加肥、宽松的内衣裤也是必备的怀孕用品。

❀ 去美容院理发时，可请发型师设计一个易梳洗、易整理的发型，除让人看起来清爽外，自己心情也会变得愉快。

准爸爸须知：这个时期，孕

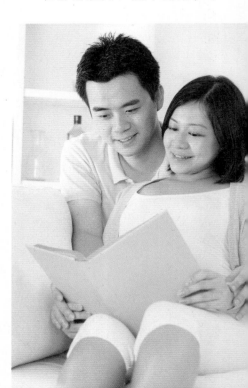

妈妈的妊娠反应消失，食欲旺盛，所以做丈夫的就需要在孕妈妈的饮食上下功夫。除了亲自选购、烹饪可口的食物外，还可以不时地带妻子外出到餐厅享受一些丰富可口的美味菜肴。去餐厅要尽量选择宽敞、明亮、整洁、卫生条件好的地方，应避免人多喧闹的时候去，坐的位置应远离抽烟喝酒的人群。此外，还要注意核算每日妻子饮食的营养量，保证营养平衡，并根据孕妈妈的健康状况，适当调整饮食的结构。这个时期也是胎教的大好时机，准爸爸应利用此时机积极配合和鼓励妻子，一起参与胎教过程，为小宝宝健康成长做出努力。

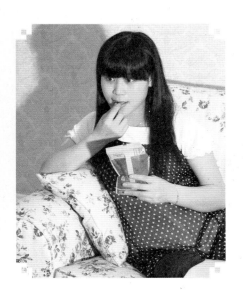

孕5月

孕5月的饮食原则

妊娠5月，也是胎儿大脑开始形成的时期，所以孕妈妈在这个时期应该注意从饮食中充分摄取对脑发育有促进作用的营养物质，以利于胎儿脑组织发育。核桃、花生、松子、板栗等，这些既可食用又可做种子的坚果，具有加速脑细胞的分裂、增殖的作用，孕妈妈应该从此时起经常食用。对胎儿大脑发育有害的食物如白砂糖、黄油等要少吃。又由于胎儿各部位的器官组织在不断地完善和发育，因此需要大量的、多方面的营养素，孕妈妈的饮食必须保证含有充足的蛋白质、糖、脂肪、水分、维生素D、钙、磷、铁等营养物质和其他微量元素。豆制品、海产品都是优质钙源，孕妈妈可以多吃，另外，骨头汤也可补钙。同时孕妈妈还需注意摄入的高蛋白不可过多，否则会增加肠胃的负担，影响食欲。

*孕妇要少食上火的食物：*孕中期孕妈妈易燥热上火，所以要少食致热的食物，可吃些养血清热凉补的食品，如菊花茶、新鲜果汁及富含铁质与钙质的食物。偶尔也可进

食一些养胎食物，可根据孕妈妈的不同体质选一些不同的食疗方。

体虚的孕妈妈，夏季可以吃一些非凉性的水果，如樱桃、莲雾等。在盛夏中午，可食用西瓜、哈密瓜、水梨、竹笋等凉性食物，但是到了晚上就不宜吃这些了，以免引起腹泻或痰多易咳。不要过度贪吃冰品或凉性食物，以免造成胎儿虚寒的体质。

◎ 孕期怎样防治婴儿湿疹

婴儿湿疹是一种常见的皮肤病，一般以剧烈的瘙痒、多种形态的皮肤损害、反复发作为特点。婴儿湿疹大多发生在出生后1~3个月，6个月后逐渐减轻，大多数婴儿到一岁半后可逐渐自愈。科学研究证实，孕妈妈吃植物油少，婴儿湿疹发生率就高。人体所必需的脂肪酸，如亚油酸、亚麻酸和花生四烯酸等，只能靠食物供给，人体无法自身合成。而这些脂肪酸主要存在于植物油中，动物油中含量极少。人体缺乏脂肪酸，可引起皮肤粗糙、头发易断、皮屑增多等，婴儿则易患湿疹。所以，为了预防婴儿湿疹，在孕期，孕妈妈宜多吃植物油。

◎ 生活注意事项：

日常生活须知：怀孕第5个月，孕妈妈的腹部突起已经显现出来了，为防止腹部发冷及松弛，最好使用束腹带或腹部防护套。由于激素的分泌使乳房胀大，可选择较大尺码的胸衣，有些孕妈妈还会有少许乳汁排出现象。从这时起，孕妈妈应注意乳头和乳房的保养，否则，乳房组织就会松弛，乳腺管的发育也会异常，有可能会导致产后缺乏母乳或乳房下垂。进行乳房保养包括选用合适的胸衣，一些扁平乳头、凹陷乳头的孕妇可以每天用

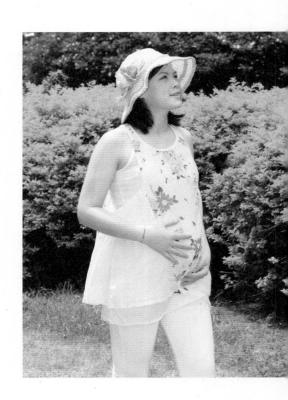

手向外轻轻牵拉乳头，也可以使用乳头纠正工具进行矫治。

此时孕妈妈的身心也进入稳定期。工作期间休息时可以做些轻微的运动，如活动脚踝、伸屈四肢等。为了做到有备无患，婴儿用品及生产时的必需用品，现在应该列出清单并开始准备。

准爸爸须知：从妊娠中期开始，胎儿的胎盘已经形成，属于相对安定的时期，而且此时胎教效果显著。这时准爸爸应积极配合妻子做好胎教，要经常和胎儿说话，给胎儿讲故事或为胎儿唱歌，说话的时候轻轻地抚摸孕妈妈的腹部会更有效果。

孕6月

孕6月的饮食原则

这个月胎儿发育已趋向成熟，骨骼的发育需从母体摄入大量的钙质，因此这个月孕妈妈的食谱应安排富含钙质的高能量饮食，还要适量增加铁质，可以在医生的指导下服用如硫酸亚铁、富马酸亚铁、维生素C、钙片等。

孕妈妈要做到三餐要定时、定量、定点。最佳的吃饭时间应为早餐7~8点，午餐12点，晚餐6~7点，

吃饭时间以30~60分钟为宜。进食时，心情愉快、态度要融和，要注意尽量不受外界干扰。为防治便秘，要常吃富含纤维素的蔬菜水果。

孕妇要适当地补充卵磷脂。卵磷脂的生物学名为磷脂酰胆碱，它是构成神经组织的重要成分，属于高级神经营养素。卵磷脂在人体中占体重的1%左右，但在大脑中却占到脑重量的30%，而在脑细胞中更占到其干重的70%~80%。它能保障大脑细胞膜的健康及正常功能，确保脑细胞的营养输入和废物输出，保护脑细胞健康发育。胎儿的所有器官中大脑是生长发育最快的一个。母亲怀孕18天时，在胚胎里就可以辨认出神经细胞。在孕后期，胎儿脑神经平均每分钟分化增殖28个神经细胞，婴儿出生后，神经细胞就不再分化增殖。孕期如果

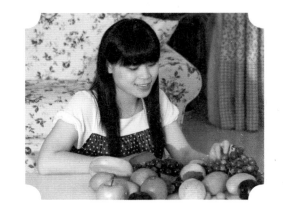

缺乏卵磷脂，将严重影响胎儿脑的正常发育。

孕妇补充卵磷脂可常吃大豆、蛋黄、坚果、肉类及动物内脏等富含卵磷脂的食品，这对于婴儿的智力发育是很重要的。

● **生活注意事项：**

日常生活须知：这个时期孕妈妈的肚子越来越大，身体的重心也随之改变，很容易跌倒，并且容易疲倦，尤其弯身向前时或做其他姿势时，就会感觉腰痛。上下楼梯或登高时，应特别留意安全。孕妈妈还要经常散散步，或做适度的体操，以活动筋骨，并且要保证充分的休息和睡眠，均衡摄取各种营养，以维持母体和胎儿的健康，尤其是富含铁、钙、蛋白质等营养成分的食物需要量应该增加，但盐分应有所节制，还要注意不要摄入过多的糖类食品，注意能量平衡，否则易引发妊娠糖尿病。用餐后喝一些柠檬水（在水中加上一片柠檬）或漱口，可令口腔保持湿润，还能刺激唾液分泌，减少因鼻塞、口干或口腔内残余食物引起的厌氧细菌造成的口臭。

准爸爸须知：准爸爸每天下班回家后都要以一种舒畅的心情来面

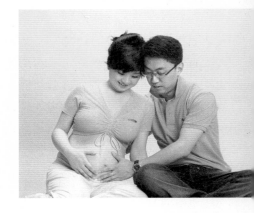

对妻子，即使遇到一些不愉快的事也不要在妻子面前表现出来，以免影响妻子的心情。准爸爸还可以偶尔给妻子一些惊喜，像送给妻子一些小礼物，给妻子带回一些好食品等。此期间孕妈妈易感到疲劳，如果疲劳就会间接对胎儿产生影响，所以丈夫应对妻子的手腕、脚腕适当地进行按摩，以缓解疲劳，特别是为了让全身的血液循环更加舒畅，四肢的按摩更不能少。另外，也可配合妻子一同对乳房进行护理，以利将来哺乳。

孕7月

● **孕7月饮食原则**

这个时期胎儿需要大量的蛋白质，以使皮肤充满脂肪，孕妈妈则需要各种营养，特别是含铁丰富的食物来增加血容量和血红细胞，减轻贫血的症状。孕妈妈应注意保持良好的胃口，饮食要选择富含植物纤维和有润肠作用的食物，可以缓解由于子宫压迫直肠而引起的便秘，如香蕉、红薯等。进入妊娠晚期后，应该控制饮水量，每天保持在1升以内为好。如果不太喜欢饮水，可以选择一些含水量多的水果。吃水果的时候注意用水冲洗干净，最好生吃，去皮后立即食用。同时需要食用一些含碘丰富的食物，如各种海产品，其他营养如胡萝卜素、镁及锌、铜、硒等微量元素也不可忽视。

蔬菜、水果是人们生活中必不可少的食物，在膳食中占有较大的比例。其特点是蛋白质和脂肪含量很低，含有一定量的糖类，及丰富的无机盐类（钙、钾、钠、镁等）和某些维生素（如维生素C和胡萝卜素等）。蔬菜、水果也具有很好的感官性状，可增进食欲，帮助消化，维持肠管正常功能及丰富膳食的多样化。尤其在孕期，某些孕妈妈由于妊娠反应剧烈，食欲不佳，容易便秘，吃些蔬菜、水果，是保证矿物质和维生素C供给的重要途径，有助于孕妈妈的健康及胎宝宝的成长。

在蔬菜、水果的选择上，有一定的学问。通常而言，颜色深的如青椒、胡萝卜、韭菜、西蓝花等蔬菜富含叶绿素、叶酸、β-胡萝卜素以及维生素C等。此外，在选择的时间上尽量选择应季的，这样更能保证蔬菜、新鲜水果营养丰富。

水果、蔬菜在食用前要用专用清洗剂洗干净，以免残留的农药对人体造成危害。另外，蔬菜加工时要先洗后切，以免造成营养成分丢失。而且切过的菜不宜存放时间过长，以免产生有害物质——亚硝酸盐。不要用铜锅炒菜，炒菜时应急火快炒，菜汤不要丢掉。

● 生活注意事项：

日常生活须知：此时，由于

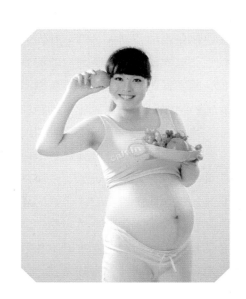

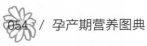

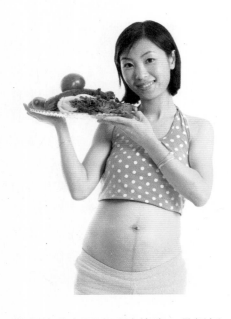

增大的子宫压迫下肢静脉，孕妈妈容易出现踝部及小腿下半部轻度水肿，休息后便可消退，这属于正常现象。若水肿明显，且无缓解，则应进一步检查有无其他妊娠并发症，以便及时诊断和治疗。若为单纯性下肢水肿，在睡眠时应取侧卧位，将下肢抬高，有利于下肢血液回流，可减轻水肿。若出现静脉曲张，孕妈妈应穿弹性袜来减轻症状。

在饮食方面，依然要注意摄取均衡的营养，尤其是钙质、铁质含量丰富的食物更应多吃。孕妈妈还要适量运动但不能运动过于激烈，预防早产。在此时期出生的胎儿是发育不足的早产儿，为防万一，住院用品应及早准备齐全。

此外，婴儿床、婴儿房等都应准备妥当。孕妈妈分娩后的几星期内，往往需要调养身体，可能没有时间去整理头发，所以孕妈妈可以在此时去美容院换一款比较清爽的发型。

准爸爸须知：孕妈妈快要进入妊娠晚期了，肚子越来越大，负担也越来越重，部分孕妈妈还会出现静脉曲张、脚肿、腿抽筋、眼花等现象。因此，准爸爸应该更加体贴妻子，同时还要做好以下事情：

❀ 与妻子一起商量决定分娩的医院。

❀ 平时可以帮助妻子按摩，并揉揉肩部、后背，以减轻她的不适。

❀ 可以陪妻子去买孕妇服装，若孕妈妈的脚出现水肿、变大，则应该给她换一双稍大一点的鞋，还要经常帮她按摩腿和脚。

❀ 和妻子一起给宝宝取名字。

❀ 陪同妻子参加产前课程。

❀ 多与其他父母交流，了解有关分娩和育儿的正确知识。

三、孕晚期须知（怀孕8～10个月）

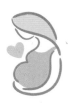

怀孕晚期，腹部突出更加明显，胎宝宝在孕晚期时会发育成熟。孕妇的行动会受到限制，稍微一运动心跳就会加速。即将临盆，孕妇会有恐惧心理，情绪上面会有很大的波动，孕妇要注意调节好自己的心态，减轻自己的心理负担，可以多了解一些关于孕妇分娩方面的知识。注意多休息，多做助产运动，多吃一些增强体力的食物。到后期可以选择一个星期去医院检查一次，做好住院待产准备。

孕8月

孕8月的饮食原则

从这个月开始，胎儿的身体长得特别快，细胞体积迅速增加，大脑的增长达到高峰。肺部迅速发育，体重这个月增加700～1000克，营养对于胎儿的影响较前几个月更为重要。由于胎儿的推挤，孕妈妈内脏全部上移，胃部也有受压感，所以感到食欲不振。这段时间极易患上妊娠高血压，因此要尽量少吃含盐多的食品。除此之外，这个月的饮食安排还应以含钙丰富的食物为主，同时多吃含纤维素多的蔬菜、水果，少吃辛辣食物，以减轻便秘和痔疮的症状。

认识食物属性有利进补

并非所有的食物都适合孕妈妈滋补身体，孕妈妈应了解食物的属性，依据自己的体质，选择合适的食物，以下将常见食物按不同的属性分别归类。

辛辣食物：辣椒、大蒜、生姜、葱等。

燥热性食物：任何熏、炸、烧烤物，及韭菜、茴香等。

热性水果：龙眼、荔枝、榴梿、芒果等。

刺激性食物：咖啡、咖喱、酒、腌渍品等。

寒性食物：冰品、西瓜、水梨、柚子、葡萄柚等

清淡甘平易吸收的食物：苹

果、草莓、樱桃、葡萄等

每天饮食的品种

专家建议，这个时期每天饮食的品种和量如下：主食（大米、面粉、小米、玉米和杂粮）370～420克，蛋类（鸡蛋、鸭蛋、鹌鹑蛋）50克，牛奶500毫升，肉类和鱼类150克，动物肝脏150克（每周1次），豆类60克，蔬菜500克，水果300克，烹调用油20毫升。

生活需注意事项：

日常生活须知：在此时期，许多孕妈妈觉得睡眠更加不好，胎动频繁，特别是肚子大了，起、卧、翻身都很困难，好像怎么躺都不舒服。这一时期最好采用左侧卧的睡眠姿势，还可以在脚下垫上合适的枕头或被子，平卧时垫高两脚，让血液回流。

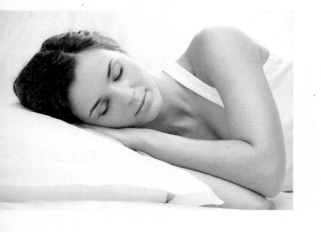

孕妈妈在这个阶段很容易患妊娠高血压。如果在早晨醒来，水肿未退，或一周内体重增加500克以上，应该尽快到医院做检查。妊娠高血压虽然可怕，但只要及早发现，及时治疗，应无大碍。孕妈妈平时应多休息，不可过度疲劳，并且节制水分和盐分的摄取量，严防流行性感冒，保证睡眠充足。还有，即使只有少量的阴道出血，也要尽早接受医生的诊查，查看是否有早产、前置胎盘、胎盘早剥的危险，所以在这个时期，还要时常观察日常有无出血现象。

此时孕妈妈也要开始为生产做准备，练习分娩时的呼吸方法、按摩方法及用力方法等分娩的辅助动作，但一定要注意避免过度疲劳和强烈刺激，并且不要使腹部受压，因为这段时期非常容易出现早产。

准爸爸须知：妊娠后期，丈夫也要为分娩做好准备。在孕晚期，妻子行动已经不方便了，丈夫应该主动承担家务，保持室内通风且干净卫生，让妻子愉快地度过待产期，让母子能够生活在清洁、安全、舒适的环境里。还要为宝宝布置一个充满阳光的卧室，并且为宝宝准备一张舒适的床铺。

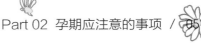

孕9月

孕9月的饮食原则

由于胎儿在腹内的占位，孕妈妈胃部的压迫感更加强烈，再加上胎儿的重量，孕妈妈会备感疲惫，胃口大减，因此在饮食上应以少食多餐、清淡营养为原则。孕妈妈的营养应以丰富的钙、磷、铁、碘、蛋白质、多种维生素为主，同时应进食含植物纤维素较多的蔬菜、水果，以缓解便秘和痔疮。

素食准妈妈的饮食

素食品种搭配得当，它提供的营养并不比肉类差，还会优于肉类，因此，素食已成为当今世界上一股强劲的潮流。素食妈妈怀孕后须格外关注自己的饮食结构，以保证能摄取足够的营养供自身和胎儿

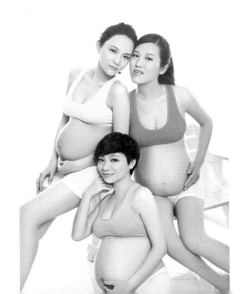

生长发育。

热量：孕期所需的热量可以从素食中摄取，如五谷、土豆、白薯等都能提供大量热量。

蛋白质：豆腐、豆浆等豆制品都富含蛋白质。素食妈妈每天都必须食用此类食品。如果不是纯素食主义者，还可以吃鱼、蛋、禽类，这些都能提供优质的蛋白质。

脂肪：植物性脂肪比动物性脂肪更适合孕妈妈食用。在植物油中，如花生油、豆油、橄榄油、食用棕榈油等，孕妈妈都可从中获得足量脂肪。

钙和铁：孕妇最急需的矿物质是钙和铁，这些都可以从素食中摄取。豆类、海带、黑木耳、牛奶、芝麻酱含有丰富的钙，其中最易于被人体吸收的是牛奶。另外，还可以通过晒太阳的方式来摄取维生素D，以帮助促进钙的吸收。

豆类、黑木耳、芹菜含铁丰富，但人体对植物中铁吸收率较低。因此，素食妈妈必须注意额外摄取铁元素。含铁元素的食物和含维生素C的食物搭配食用，补铁效果更强。

维生素：红薯、玉米、苋菜、葡萄等含有丰富的维生素A；糙米、芥菜含B族维生素；水果中酸枣、红

果等所含维生素C较丰富；维生素D的获取可以靠晒太阳、吃蛋黄等。合理调配自己的膳食可以避免素食妈妈营养缺乏。

⟩ 生活需注意事项：

日常生活须知：这一时期母体的体力大减，是越发容易疲劳的时期。为了储备体力准备生产，孕妈妈应该有充分的睡眠和休养，做完家务事后的休息时间也应加长，不要重复做相同的动作，比如长时间地编织、缝纫等，但不要忘了适度地运动。

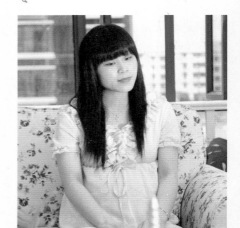

由于胃部受压，可以少吃多餐。外阴分泌物增多易导致外阴污染，因此每天要清洗，内裤要勤换，注意经常保持清洁。除此之外，孕妈妈有腿肿、头痛、恶心等症状时，要尽早接受医生检查，若发现自己的手或脸突然肿胀得厉害，也一定要去看医生。

此时也应该开始准备分娩、住院等临产工作，这样即使在预产期前有临产征兆，也不至于惊慌。孕妈妈要和丈夫及家人预先商量好分娩前后事宜，安心等待宝宝出生。到预定生产的医院做一次检查，不要忘了携带以往的检查记录。应仔细检查生产所需的用品，以避免有所遗漏。

准爸爸须知：此期间准爸爸要确定好医院的住院床位，安排好送妻子去医院的交通工具及应付紧急情况发生而准备的措施，整理好母子的衣服、用具。

同时，孕妈妈对分娩大都怀着既期待又恐惧的矛盾心理。因为腹部膨大，压迫下肢，活动不能随心所欲，同时出现尿频、便秘等症状，这都使得孕妈妈觉得心烦和易激动。另一方面，对丈夫的陪伴和亲人的依赖心理增加。此时，丈夫可以去产前学习班，学习一些缓解妻子精神紧张的方法，如帮助孕妈妈洗浴、做家务劳动，还可以帮助妻子练习辅助分娩和呼吸技巧练习等。

孕10月

孕10月的饮食原则

这一时期，孕妇为了保证生产时的体力，饮食除注意增加营养外，仍要以富含纤维素多的蔬菜、水果为主，同时保证摄取足量的蛋白质、糖以及钠、钾、钙、铁和磷等营养物质。

每日摄取50克植物油、1~3个鸡蛋、300~500克动物肝脏、200克豆制品、大量新鲜蔬菜、适量海产品、富含各种矿物质的汤类以保证分娩时能有最佳状态。

生活需注意事项：

日常生活须知：因为随时有可能破水、阵痛而生产，孕妈妈应该避免独自外出或出远门，最好留在家中，适当的运动不可缺少，但不可过度，以免消耗太多的精力而妨碍生产，营养、睡眠也必须充足。孕妈妈还要尽可能每天洗澡，清洁身体。特别要注意外阴部的清洁。若发生破水或出血等生产征兆，就不能再行洗浴，所以在此之前最好每天勤于淋浴。

孕妈妈此时要尽量抛开不安与担心，应该以轻松的心情迎接宝宝的降临。对疼痛应该有充分的思想准备。但也不可寄希望于所谓"无痛分娩"的理论，剖宫产也不是不痛，而是把疼痛推迟到分娩以后。为防止胎儿发生异常情况，必须每周进行一次定检，检查准备事项是否还有遗漏之处，比如与家人的联络方法、前往医院的交通工具等是否安排就绪，以便随时到医院生产。此外，孕妈妈还需了解生产开始的各种征兆以及住院、分娩和产褥期的相关知识。

准爸爸须知：这个时期丈夫应该把一切都准备好，随时准备迎接临产的到来。在妻子生产前，丈夫要准备好充足的水、点心或妻子平时喜欢吃的小零食，最好再准备一些巧克力，随时补充能量。生产时，也要为妻子进行抚摸或轻轻揉摸背部、腰部、腹部等。

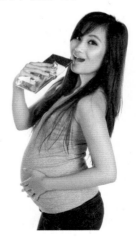

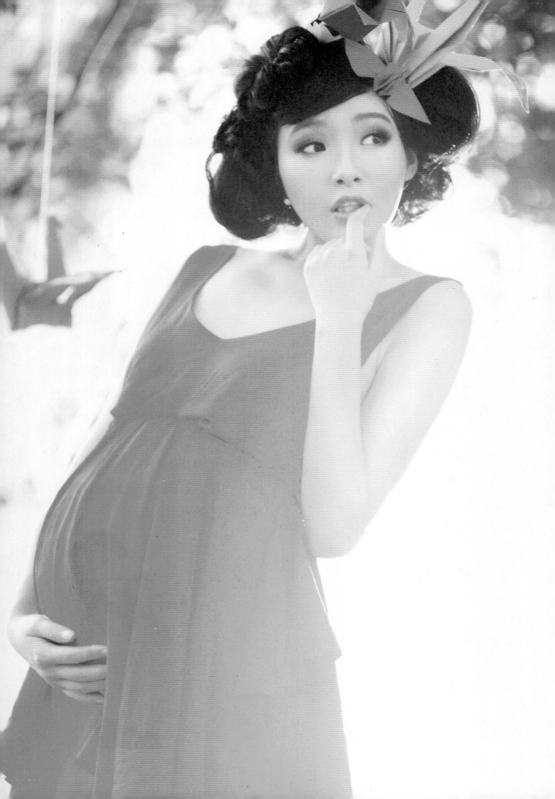

Part 03

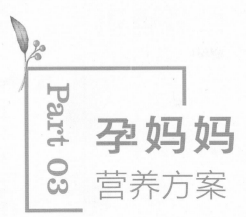

孕妈妈
营养方案

　　十月怀胎，孕妈妈度过的每个月都不容易。科学的饮食指导，能够帮助孕妈妈度过一个快乐的孕期，还能养出健康聪明的宝宝。10个月的营养菜谱都只为孕妈妈精心打造，为宝宝的健康发育把关。

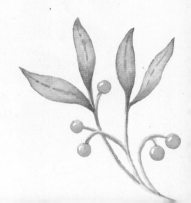

一、孕1月营养食谱

🍴 苹果大枣鲫鱼汤

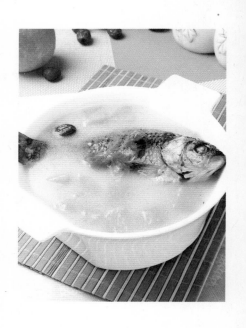

◉ 原料

鲫鱼500克，苹果块200克，洗净大枣20克，香菜叶适量

◉ 调料

盐2克，胡椒粉2克，水淀粉、食用油各适量

◉ 做法

① 鲫鱼身上撒盐，抹匀，淋料酒，腌渍入味。
② 用油起锅，放入鲫鱼，煎约2分钟至金黄。
③ 注入适量清水，倒入大枣、苹果，大火煮开，加入盐，拌匀。
④ 加盖，中火续煮5分钟至入味，加入胡椒粉，拌匀，倒入水淀粉，拌匀，装入碗中，放上香菜叶即可。

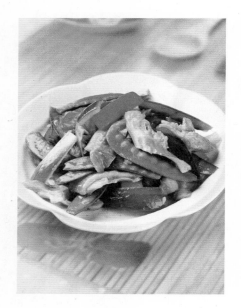

🍴 荷兰豆炒猪肚

◉ 原料

熟猪肚片150克，荷兰豆100克，洋葱条40克，彩椒块35克，姜片、蒜末、葱段各少许

◉ 调料

盐2克，鸡粉2克，料酒5毫升，食用油适量

◉ 做法

① 锅中注水烧开，加入少许油、盐，倒入荷兰豆、洋葱条、彩椒块，煮1分钟，捞出备用。
② 用油起锅，放姜片、蒜末、葱段爆香；倒猪肚片翻炒；淋入料酒，炒匀提味；放入荷兰豆、洋葱、彩椒，调味料，翻炒均匀即可。

🍽 枸杞拌芥蓝梗

◉ 原料

去皮芥蓝梗丁85克，熟大豆60克，枸杞10克，姜末、蒜末各少许

◉ 调料

盐2克，生抽3毫升，芝麻油、辣椒油各少许，食用油适量

◉ 做法

① 锅中注水烧开，放入适量食用油、盐，倒入芥蓝梗丁，煮1分钟；加入枸杞、熟大豆，煮片刻至芥蓝梗断生；捞出焯煮好的食材，沥干待用。

② 将焯熟的食材放入碗中，加入姜末、蒜末，放入盐，淋入少许生抽、芝麻油、辣椒油，拌匀至食材入味即可。

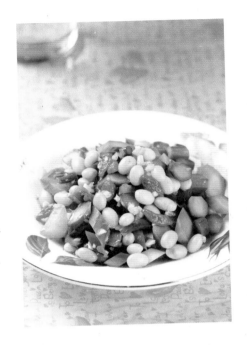

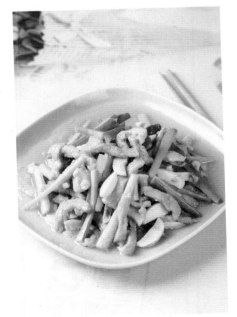

🍽 芦笋口蘑炒肉丝

◉ 原料

芦笋75克，口蘑60克，猪肉110克，蒜末少许

◉ 调料

盐2克，料酒5毫升，水淀粉、食用油适量

◉ 做法

① 口蘑、芦笋洗净切条；猪肉切细丝，装碗中，加入盐，搅匀，淋入食用油，腌渍10分钟。

② 锅中注水烧开，加盐、口蘑、食用油略煮；倒入芦笋，煮断生捞出待用；热锅注油，烧至四五成热，倒入肉丝，炒至变色，捞出备用。

③ 锅底留油烧热，倒入蒜末炒香，倒入焯过水的食材，放入猪肉丝，加入料酒、盐，炒匀调味，用水淀粉勾芡即可。

茄汁石斑鱼

◎ 原料

石斑鱼600克，西红柿丁20克，蒜末、葱花各少许

◎ 调料

盐3克，白糖5克，生粉15克，番茄酱30克，生抽6毫升，食用油适量

◎ 做法

① 处理好的石斑鱼装盘，淋上生抽，撒少许盐、生粉并抹匀，腌渍约10分钟。
② 热锅注油烧热，放入石斑鱼，炸至金黄，捞出待用；锅底留油烧热，爆香蒜末。
③ 放入西红柿，炒匀；注入清水，加番茄酱、白糖，拌匀煮至溶化；加少许盐，制成稠汁，浇在鱼身上，撒上葱花即可。

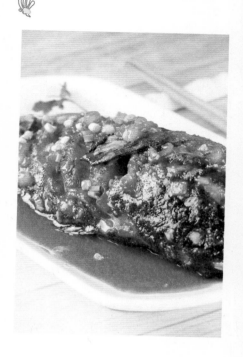

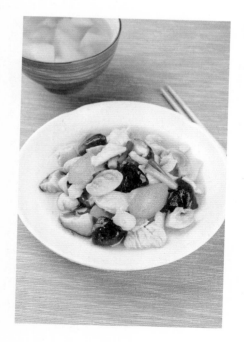

香菇口蘑烩鸡片

◎ 原料

鸡胸肉块230克，香菇小块45克，口蘑小块65克，彩椒块20克，姜片、葱段各少许

◎ 调料

盐2克，胡椒粉1克，料酒少许，食用油适量

◎ 做法

① 锅中注水烧开，倒入香菇、口蘑，拌匀，煮约1分钟，捞出备用。
② 用油起锅，倒姜片、葱段，爆香；放入鸡胸肉块，炒匀；加料酒，炒变色；倒入清水、香菇、口蘑、彩椒，拌匀，煮熟；加盐、胡椒粉，拌匀即可。

红枣猪肝冬菇汤

◉ 原料

猪肝200克，水发香菇60克，红枣20克，枸杞8克，姜片少许，鸡汁8毫升

◉ 调料

料酒8毫升，盐2克

◉ 做法

① 香菇洗净切小块；猪肝洗净切片，放入沸水锅中，氽去血水，捞出，沥干装碗待用；

② 锅中注水烧开，放入香菇块、红枣、枸杞、姜片，淋入料酒、鸡汁，放少许盐，拌匀；

③ 将汤汁盛出，装入盛有猪肝的碗中，放入烧开的蒸锅中，用小火蒸1小时，至食材熟透即可。

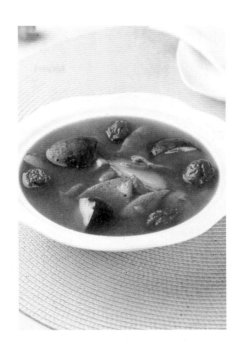

蓝莓牛奶西米露

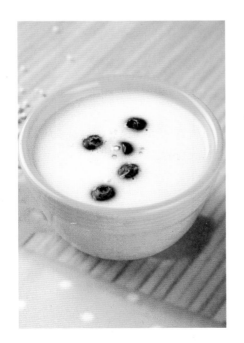

◉ 原料

西米70克，蓝莓50克，牛奶90毫升

◉ 调料

白糖6克

◉ 做法

① 砂锅中注水烧开，倒入备好的西米，搅匀，盖上盖，煮沸后用小火煮约15分钟，至米粒变软。

② 揭盖，倒入备好的牛奶，轻轻搅拌片刻；加入白糖，搅匀，用大火续煮至糖分溶化。

③ 将煮好的西米露盛入汤碗中，撒上蓝莓即可。

二、孕2月营养食谱

🍴🍽 猪肝瘦肉粥

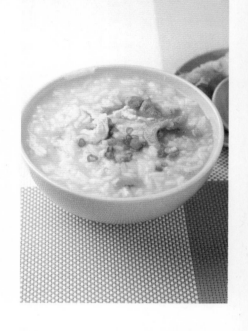

⊙ 原料

水发大米160克，猪肝片90克，瘦肉丝75克，姜丝、葱花各少许

⊙ 调料

盐、料酒、食用油适量

⊙ 做法

① 将瘦肉丝、猪肝装入碗中，加盐、料酒、食用油，腌渍10分钟。

② 砂锅中注水烧热，放入大米，搅匀，中火煮至大米变软；倒入瘦肉丝，小火续煮至熟。

③ 倒入猪肝，搅拌片刻；撒上姜丝，搅匀；加少许盐，搅匀调味，撒上葱花即可。

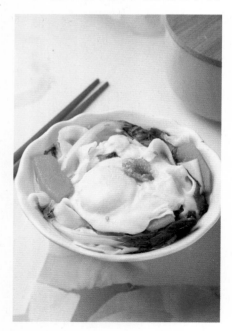

🍴🍽 南瓜鸡蛋面

⊙ 原料

切面300克，鸡蛋1个，紫菜10克，海米15克，小白菜25克，南瓜片70克

⊙ 调料

盐2克

⊙ 做法

① 南瓜片加水煮至断生，加入面条，煮至沸腾后加海米、紫菜和小白菜搅匀，煮至面条变软后加盐，捞出食材放入汤碗中。

② 将锅中留下的面汤煮沸，打入鸡蛋，用中小火煮至成形，摆放在碗中即可。

🍽 鲜虾炒白菜

⊙ 原料

去线虾仁50克，大白菜块160克，红椒块25克，姜片、蒜末、葱段各少许

⊙ 调料

盐3克，料酒3毫升，食用油各适量

⊙ 做法

① 将虾仁装入碗中，放盐、料酒、食用油，腌渍10分钟。

② 锅中注水烧开，放食用油、盐、大白菜，煮半分钟，捞出待用。

③ 用油起锅，放入姜片、蒜末、葱段，爆香；倒入虾仁，淋入料酒，炒香；放入大白菜块、红椒块，炒入味即可。

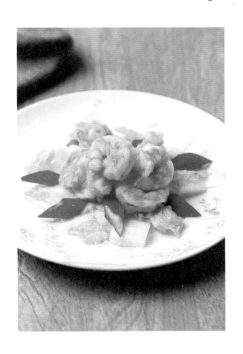

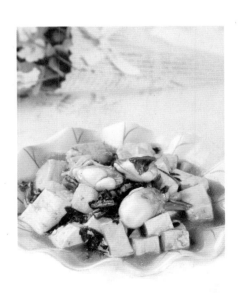

🍽 生蚝茼蒿炖豆腐

⊙ 原料

茼蒿150克，生蚝肉100克，豆腐100克，高汤300毫升，蒜片、枸杞各少许

⊙ 调料

盐、料酒、食用油各适量

⊙ 做法

① 锅中注水烧开，加食用油、盐，放入洗净的茼蒿，煮至熟透后捞出待用；倒入洗净的生蚝肉，煮约半分钟，捞出待用。

② 用油起锅，放蒜爆香，加生蚝肉，炒匀；淋料酒，炒香；注入备好的高汤，倒入豆腐，加盐，用中火煮至食材入味，制成上汤。

③ 将汤装碗，盛入上汤即成。

果仁凉拌西葫芦

◉ 原料

花生米100克，腰果80克，西葫芦片400克，蒜末、葱花各少许

◉ 调料

盐3克，生抽4毫升，芝麻油2毫升，鸡粉、食用油各适量

◉ 做法

① 锅中注水烧开，加盐、西葫芦、食用油，煮1分钟，捞出备用；将花生米、腰果倒入沸水锅中，煮半分钟捞出；热锅注油烧热，放入花生米、腰果，炸1分30秒，捞出备用。

② 把煮好的西葫芦倒入碗中，加少许盐、鸡粉、生抽，放入蒜末、葱花，加入芝麻油，拌匀；倒入花生米、腰果，拌匀即可。

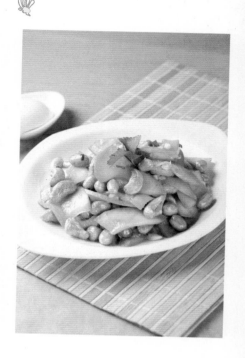

松子豌豆炒干丁

◉ 原料

香干小丁300克，彩椒块20克，松仁50克，豌豆120克，蒜末适量

◉ 调料

盐3克，料酒4毫升，生抽少许

◉ 做法

① 锅中注水烧热，加盐、食用油，倒入豌豆、香干、彩椒，煮半分钟捞出，沥干水分。

② 热锅注油，倒入松仁炸至呈金黄色，捞出，沥干油；锅底留油烧热，倒入蒜末，倒入焯好的材料，炒匀。

③ 加入盐、淋入料酒、生抽炒匀，盛出炒好的食材，撒上松仁即可。

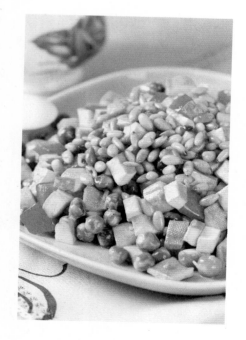

香糟带鱼

◉ 原料

带鱼400克，葱花、姜末各4克

◉ 调料

料酒15毫升，香糟10克，盐、味精各3克，辣椒酱、食用油适量

◉ 做法

① 将香糟、辣椒酱、盐、味精和凉开水调成味汁；带鱼处理干净，切块，加入料酒、葱花、姜末腌渍5分钟。

② 油锅烧热，将带鱼投入锅中炸至呈金黄色捞出，待冷却后浸入味汁中，浸泡10小时即可。

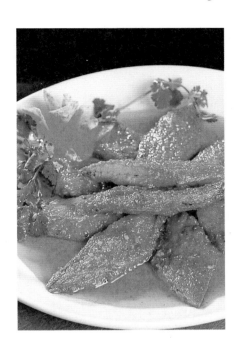

莴笋玉米鸭丁

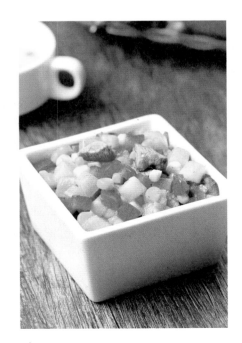

◉ 原料

鸭胸肉丁160克，莴笋丁150克，玉米粒90克，彩椒块50克，蒜末、葱段各少许

◉ 调料

盐3克，料酒4毫升，生抽6毫升，芝麻油、食用油各适量

◉ 做法

① 将洗好的莴笋丁、彩椒块、鸭胸肉丁，装入碗中，加入盐、芝麻油、蒜末、葱段，腌渍入味。

② 锅中注水烧开，倒入莴笋丁、玉米粒、彩椒块，煮断生捞出待用。

③ 用油起锅，倒入鸭肉丁炒散，加入生抽、料酒，炒匀，倒入余下食材炒香即可。

三、孕3月营养食谱

🍴🍽 奶香红豆燕麦饭

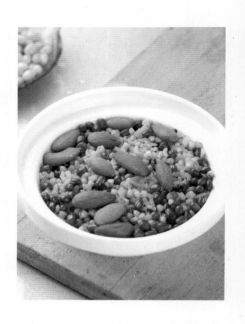

◉ 原料

红豆50克，燕麦仁50克，糙米50克，巴旦木仁20克，牛奶300毫升

◉ 做法

① 把准备好的红豆、燕麦、糙米装入碗中，混合均匀，倒入适量清水，淘洗干净。

② 倒掉淘洗的水，加入牛奶，放入巴旦木仁，将装有食材的碗放入烧开的蒸锅中，用中火蒸40分钟，至食材完全熟透即可。

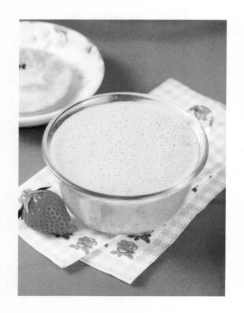

🍴🍽 草莓香蕉奶糊

◉ 原料

草莓80克，香蕉100克，酸奶100克

◉ 做法

① 洗净的香蕉切去头尾，剥去果皮，切成丁；洗好的草莓去蒂，对半切开，备用。

② 取榨汁机，选择"搅拌"刀座组合，倒入切好的草莓、香蕉，加入酸奶，选择"榨汁"。

③ 断电后，取出机头，将榨好的果汁奶糊装入杯中即可。

🍽 红烧紫菜豆腐

◉ 原料

水发紫菜70克，小块豆腐200克，葱花少许

◉ 调料

盐3克，白糖3克，生抽4毫升，水淀粉5毫升，芝麻油2毫升，老抽、鸡粉、食用油各适量

◉ 做法

① 锅中注水烧开，放入盐、食用油、豆腐块，煮1分钟，捞出备用。

② 用油起锅，倒入豆腐块，略微翻炒一下，加少量清水，放入洗好的紫菜，放入盐、鸡粉、生抽、老抽、白糖，炒匀调味；倒入水淀粉勾芡，淋入芝麻油，翻炒使其入味，最后撒上葱花即可。

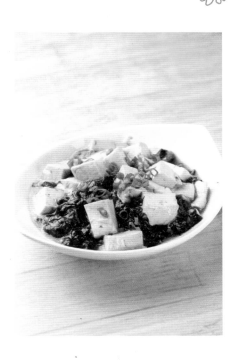

🍽 莴笋蘑菇

◉ 原料

莴笋片120克，秀珍菇块60克，红椒块15克，姜末、蒜末、葱末各少许

◉ 调料

盐2克，水淀粉、食用油各适量

◉ 做法

① 用油起锅，倒入姜末、蒜末、葱末，爆香；放入秀珍菇，拌炒片刻；倒入莴笋、红椒，翻炒均匀，加入少许清水，翻炒均匀，至全部食材熟软。

② 放入适量盐拌炒均匀，再倒入少许水淀粉，快速翻炒食材，使其裹匀芡汁即可。

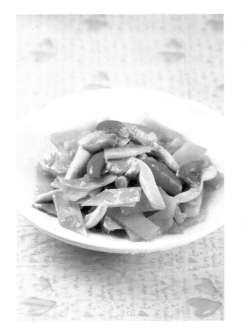

芦笋炒猪肝

⊙ 原料

猪肝片350克，芦笋段120克，红椒块20克，姜丝少许

⊙ 调料

盐2克，生抽4毫升，料酒4毫升，食用油适量

⊙ 做法

① 将猪肝片、芦笋段、红椒块放入碗中，加入盐、料酒，腌渍10分钟。
② 锅中注水烧开，倒入芦笋、红椒块焯烫后捞出；热油起锅，倒入猪肝炒匀后捞出待用。
③ 锅底留油烧热，倒入姜丝，爆香；放入焯好的食材，炒匀；倒入猪肝，炒香；加入盐、生抽，炒至食材入味即可。

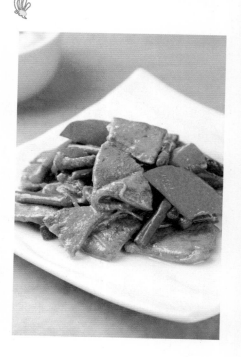

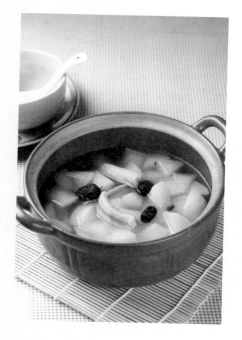

萝卜牛肚煲

⊙ 原料

白萝卜丁300克，牛肚片100克，红枣10克，姜片、葱花各少许

⊙ 调料

盐2克，鸡粉2克

⊙ 做法

① 砂锅中注水烧开，倒入牛肚片，放入洗好的红枣，加入姜片，用勺搅拌一会儿，再将白萝卜丁倒入锅中，用勺搅拌均匀，烧开后用小火再炖20分钟至食材熟烂。
② 加入鸡粉、盐，搅匀调味，略煮片刻，再撒入葱花即成。

🍴 鲜百合生鱼片

◉ 原料

生鱼片400克，鲜百合100克，荷兰豆段100克，红、黄椒片各50克

◉ 调料

盐3克，料酒10毫升，淀粉20克

◉ 做法

① 生鱼片用适量的盐、淀粉腌渍；鲜百合在开水中稍煮，捞出沥干。

② 油锅烧热，放入鱼片，加盐、料酒滑炒，放荷兰豆和红、黄椒片，炒匀，放入百合，用淀粉调汁勾芡即可。

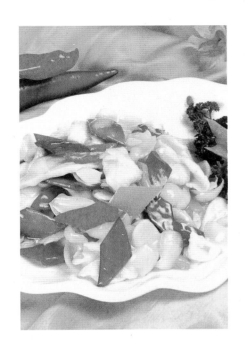

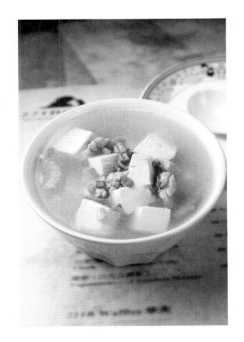

🍴 核桃仁豆腐汤

◉ 原料

豆腐200克，核桃仁30克，肉末45克，葱花、蒜末各少许

◉ 调料

盐、鸡粉各2克，食用油适量

◉ 做法

① 洗净的豆腐切小块；核桃仁切碎，备用。

② 油起锅，倒入备好的肉末，炒至变色。

③ 入适量清水，大火煮一会儿，撇去浮油，待汤汁沸腾，倒入蒜末、核桃仁、豆腐拌匀。

④ 大火煮约2分钟，至食材熟透，加入盐、鸡粉，拌匀，煮至食材入味，装入碗中，点缀上葱花即可。

四、孕4月营养食谱

🍴 金针肥牛

◉ 原料

牛肉400克，金针菇200克，青、红椒各35克，姜片、葱段、蒜片

◉ 调料

食用油、盐、白糖、生抽、醋、姜汁、淀粉、鸡精、白芝麻各适量

◉ 做法

① 牛肉洗净，入冰箱急冻，取出切成薄薄的片。
② 金针菇切去老根洗净，青、红椒洗净切成小块。
③ 热油起锅，爆香姜片、葱段、蒜片，下入青、红椒块和金针菇，翻炒3分钟后加入适量水，煮沸后下入剩余的调料（除白芝麻外），再次煮开，放入牛肉片煮至熟，装盘后撒入熟白芝麻即可。

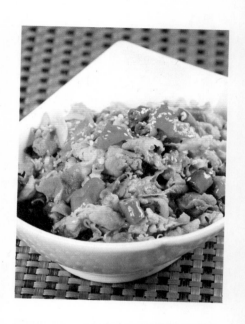

🍴 鸡汁浓汤煮百叶

◉ 原料

火腿60克，百叶300克，浓缩鸡汁、姜末、葱花各适量

◉ 调料

食用油、盐各适量

◉ 做法

① 将火腿洗净切成细小的丁，百叶洗净切段。
② 锅中烧热油，爆香姜末，下入火腿丁炒香，加入适量水烧开，放入浓缩鸡汁，再次煮沸后下入百叶段炖煮3分钟。
③ 加入盐调味，再撒入葱花即可。

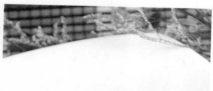
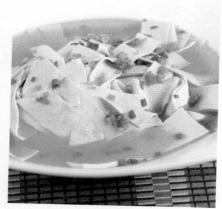

豆腐狮子头

◉ 原料

老豆腐155克，虾仁末60克，猪肉末75克，鸡蛋液60克，马蹄40克，木耳碎40克，葱、姜各少许

◉ 调料

生粉30克，盐、鸡粉各3克，胡椒粉、五香粉各2克，料酒、芝麻油各适量

◉ 做法

① 将原料中所有食材剁末倒入碗中，磕入鸡蛋，加盐、鸡粉各1克，加胡椒粉、五香粉、料酒，同向拌匀，倒入生粉，搅成馅料。

② 取适量馅料挤成丸子，放入沸水锅中煮3分钟，加剩余盐和鸡粉；关火后淋入芝麻油即可。

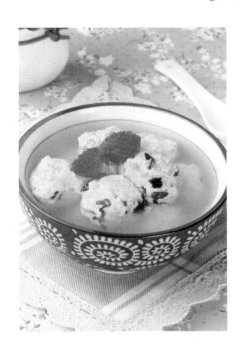

柠檬红枣炖鲈鱼

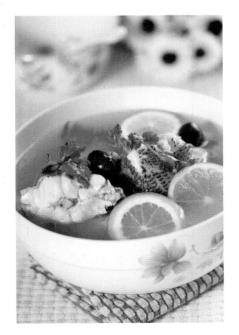

◉ 原料

新鲜鲈鱼1条（约600克），柠檬1个，红枣8颗，香菜段少许，姜2片，葱段10克

◉ 调料

盐适量

◉ 做法

① 鲈鱼洗净，去鳞、鳃和内脏，切成大块；

② 红枣浸水泡软后去核，柠檬洗净切片。

③ 汤锅内倒入1500毫升水，加入红枣、姜片、柠檬片，以大火煲至水开，放入葱段及鲈鱼块，改中火继续煲半小时至鲈鱼熟透，加盐调味，最后放入香菜段即可。

🍴 野山菌炒鳝鱼片

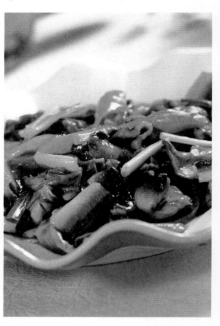

◎ 原料

鳝鱼400克，野山菌100克，红椒25克，葱段10克

◎ 调料

食用油适量，盐、味精、鸡精、蚝油各少许，
水淀粉15毫升

◎ 做法

① 将野山菌泡发洗净，切片，红椒去蒂、子洗
净切片。

② 将鳝鱼宰杀，去内脏、去骨洗净，切成段，
放入烧热的油锅里滑散备用。

③ 锅内留少许油，炒香葱段，放入野山菌、红
椒片炒香，加入鳝鱼段，调入盐、蚝油、味
精、鸡精炒匀后用水淀粉勾芡即可。

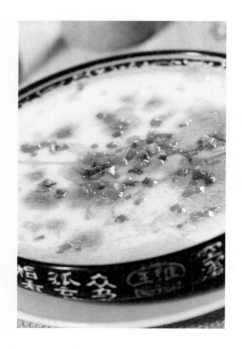

🍴 乡村蒸水蛋

◎ 原料

鸡蛋4个，红椒少许，葱10克

◎ 调料

香油、盐、酱油各少许

◎ 做法

① 将葱洗净切成末，红椒洗净切成细末。

② 将鸡蛋磕入碗中，搅打散，加入适量水、盐
再搅匀，放入蒸锅中蒸5分钟。

③ 撒入葱花和红椒末，淋入香油、酱油后再蒸
3分钟即可。

🍴🍽 西芹烧豆腐

⊙ 原料

豆腐180克，西芹100克，胡萝卜片少许，蒜末、葱花各少许

⊙ 调料

盐2克，鸡粉2克，老抽少许，生抽5毫升，水淀粉、食用油各适量

⊙ 做法

① 西芹切小段，豆腐切小方块。

② 锅中注清水烧开，加盐、豆腐块，煮1分钟，倒入胡萝卜片，煮至断生后，捞出所有食材待用。

③ 用油起锅，放蒜末爆香放入西芹、豆腐、胡萝卜、清水、生抽、盐、鸡粉、老抽，小火焖煮至熟透，大火收汁，倒入水淀粉，翻炒入味，盛出撒上葱花即成。

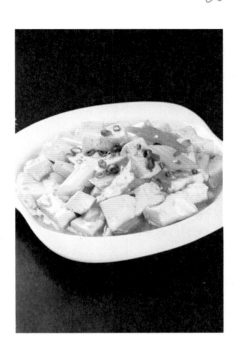

🍴🍽 西红柿土豆炖牛肉

⊙ 原料

牛肉200克，土豆150克，西红柿100克，姜片、蒜末、葱段各适量

⊙ 调料

盐2克，生抽12毫升，料酒10毫升，番茄酱10克，食用油各适量，八角、香叶各少许

⊙ 做法

① 土豆洗净去皮切丁；西红柿洗净切小块；牛肉洗净切丁装碗，加入盐、生抽，腌渍10分钟。

② 锅中注水烧开，牛肉丁汆烫，捞出待用。

③ 用油起锅，放牛肉丁、料酒、生抽、西红柿、土豆、盐、清水、番茄酱，炒匀，小火炖熟，收汁，炒匀即可。

西芹腰果银鳕鱼

⊙ 原料

银鳕鱼300克，西芹段、熟腰果、胡萝卜片各适量，鲜汤适量

⊙ 调料

淀粉、料酒、胡椒粉、盐各少许

⊙ 做法

① 银鳕鱼处理干净，切丁；用小碗加胡椒粉、鲜汤、淀粉调制成芡汁。

② 油锅烧热，下入鱼丁，放西芹段、熟腰果、胡萝卜片煸炒，烹入盐、料酒，泼入兑好的芡汁，翻炒均匀即可。

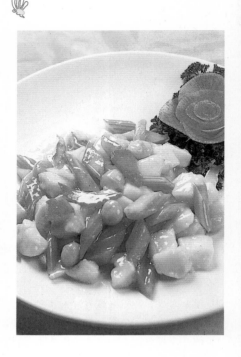

韭菜炒猪血

⊙ 原料

韭菜150克，猪血块200克，彩椒70克，姜片、蒜末各少许

⊙ 调料

盐4克，鸡粉2克，沙茶酱15克，水淀粉适量，食用油适量

⊙ 做法

① 韭菜洗净切段；彩椒洗净切粒；猪血块洗净切小块，备用。

② 锅中注水烧开，放入盐、猪血块，煮1分钟至其五成熟，捞出，沥干水分，备用。

③ 用油起锅，放入姜片、蒜末，爆香，再加入彩椒、韭菜、沙茶酱、猪血、清水、盐、鸡粉、水淀粉，翻炒均匀，盛出即可。

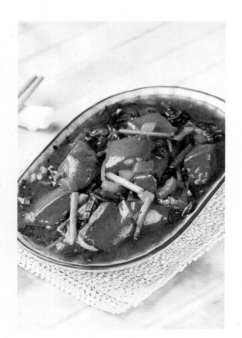

五、孕5月营养食谱

⁇🍽 上汤西蓝花

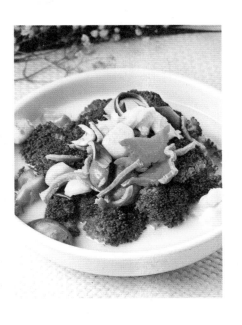

◉ 原料

西蓝花400克，火腿丝50克，草菇片100克，去泥肠河虾仁片60克，胡萝卜片30克，蒜瓣3个，高汤适量

◉ 调料

食用油、盐各少许

◉ 做法

① 西蓝花洗净切成小朵，入蒸锅中蒸四五分钟。

② 锅中放少许油烧热，炸香蒜瓣，倒入高汤烧沸，下入草菇片、火腿丝、胡萝卜片、虾仁片，煮三四分钟，加入西蓝花再次煮沸后加盐调味即可。

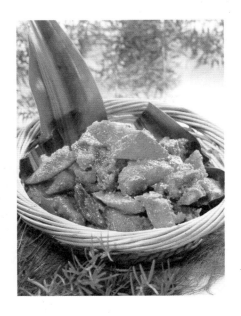

🍽 粉蒸三样

◉ 原料

南瓜、紫薯、土豆各200克，大米粉50克

◉ 调料

盐、香油、生抽各适量。

◉ 做法

① 将南瓜、紫薯、土豆均洗净去皮，切滚刀块。

② 大米粉中加入盐、生抽、香油拌匀，将南瓜块、紫薯块、土豆块均裹上拌好的大米粉。

③ 将裹好米粉的蔬菜放入蒸锅，蒸10分钟左右至熟软即可装盘食用。

豆干肉丁饭

◎ 原料

米饭120克，牛肉100克，豆干100克，高汤250毫升，葱花适量

◎ 调料

盐少许，生抽2毫升，食用油适量

◎ 做法

① 豆干切成粒；牛肉洗净剁成碎末，备用。
② 用油起锅，倒入牛肉末，炒松散至其变色，倒入豆干丁炒匀，再注入高汤，搅拌使食材散开，调入生抽、盐，用中火煮片刻至盐分溶化，倒入米饭，搅拌均匀，转大火煮片刻。
③ 关火后将煮好的牛肉饭装在碗中，撒上葱花即成。

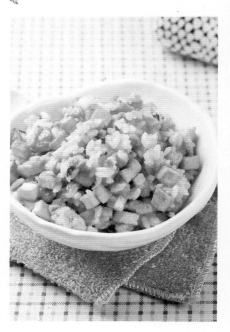

素炒香菇芹菜

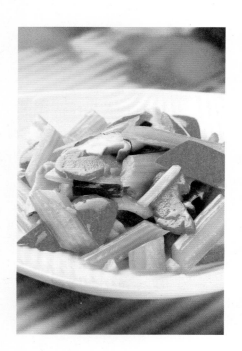

◎ 原料

西芹95克，彩椒45克，鲜香菇30克，胡萝卜片、蒜末、葱段各少许

◎ 调料

盐2克，食用油适量

◎ 做法

① 彩椒洗净切小块；香菇洗净切粗丝；西芹洗净切小段。
② 锅中注水烧开，加入盐、食用油、胡萝卜片、香菇丝、西芹段、彩椒，拌匀，煮约1分钟至全部食材断生后捞出待用。
③ 用油起锅，放入葱、蒜爆香，倒入焯好的食材，加盐翻炒片刻至食材熟软入味即成。

菠萝炒鱼片

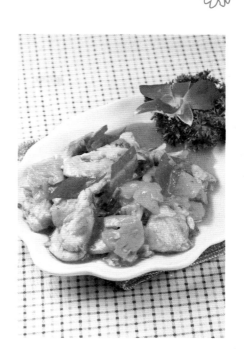

◎ 原料

菠萝肉75克，草鱼肉150克，红椒25克，姜片、蒜末、葱段各少许

◎ 调料

豆瓣酱7克，盐2克，料酒4毫升，食用油适量

◎ 做法

① 菠萝肉去除硬芯，切成片；红椒洗净去籽，切成小块。

② 草鱼肉切片装碗，加盐、料酒腌渍；热锅注油烧热，放鱼片滑油，捞出待用。

③ 用油起锅，放入葱、姜、蒜、爆香，倒入红椒块、菠萝肉、鱼片，炒匀，加适量盐、豆瓣酱、料酒，用中火翻炒至食材入味即成。

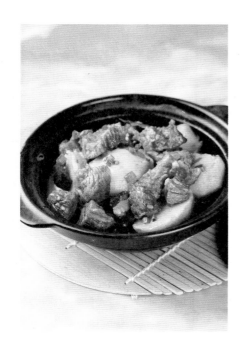

牛肉煲芋头

◎ 原料

牛肉丁300克，去皮芋头块300克，姜片、蒜末、葱花各少许

◎ 调料

盐、鸡粉各2克，料酒10毫升，豆瓣酱10克，生抽4毫升，花椒、桂皮、八角少许，食用油适量

◎ 做法

① 锅中注水烧开，倒入牛肉丁，搅散，余去血水，捞出待用。

② 用油起锅，放入花椒、桂皮、八角、姜片，爆香，倒入牛肉丁、豆瓣酱、料酒、生抽、清水，煮沸，放入芋头，小火焖熟，将食材盛入砂煲中加热片刻，撒上葱花即可。

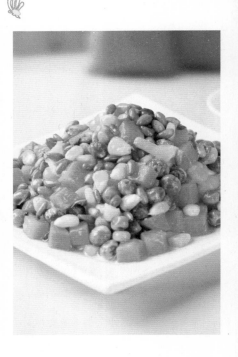 松仁豌豆炒玉米

⊙ 原料

玉米粒180克，豌豆50克，胡萝卜丁200克，松仁40克，姜片、蒜末、葱段各少许

⊙ 调料

盐2克，鸡粉、水淀粉、食用油各适量

⊙ 做法

① 锅中注水烧开，放入盐、胡萝卜丁，煮半分钟，加入玉米粒、豌豆、食用油，拌匀，煮2分钟至熟，捞出；热锅注油，烧至四成热，放入松仁，炸约1分钟，捞出备用。

② 锅底留油，放入姜片、蒜末、葱段，爆香，倒入玉米粒、豌豆、胡萝卜、盐、鸡粉、水淀粉炒匀盛出，撒上松仁即可。

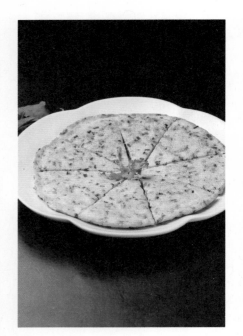

韭菜豆渣饼

⊙ 原料

鸡蛋120克，韭菜粒100克

⊙ 调料

盐2克，食用油适量，豆渣90克，玉米粉55克

⊙ 做法

① 用油起锅，倒入韭菜粒，翻炒至断生，再放入豆渣、盐，炒匀，盛出；鸡蛋打入碗中，加入盐，调匀，再放入炒好的食材，放入玉米粉，调匀，制成豆渣饼面糊。

② 煎锅中注入食用油烧热，倒入调好的面糊，摊开、铺匀，用中火煎片刻，翻转豆渣饼，用小火煎约2分钟至两面熟透，呈金黄色盛出，分成小块即成。

🍽 西红柿猪肚汤

◉ 原料

西红柿150克，猪肚130克，姜丝、葱花各少许

◉ 调料

盐2克，鸡粉2克，料酒5毫升，胡椒粉、食用油各适量

◉ 做法

① 西红柿对半切开，切小块；处理干净的猪肚用斜刀切块。

② 炒锅中倒入食用油；放入姜丝，爆香，放入猪肚、料酒、西红柿、清水，拌匀，用大火煮2分钟，至食材熟透，放入适量盐、鸡粉、胡椒粉，搅匀调味。

③ 盛出汤料装碗中，撒葱花即可。

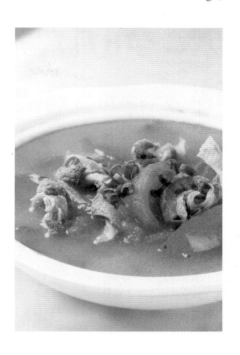

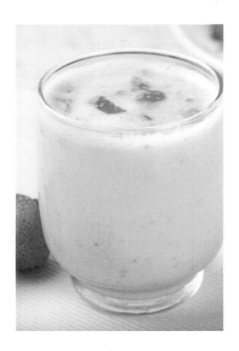

🍽 草莓酸奶昔

◉ 原料

酸奶300克，草莓60克

◉ 调料

白糖少许

◉ 做法

① 草莓洗净切小块，备用。

② 取搅拌机，选择"搅拌"刀座组合，倒入部分切好的草莓，并倒入酸奶、白糖，通电后选取"榨汁"功能，快速搅拌片刻至食材榨出果汁。

③ 断电后倒出拌好的材料，装入杯中，点缀上余下的草莓即可。

六、孕6月营养食谱

芝麻肠粉

◎ 原料

宽肠粉皮条500克，绿豆芽200克，火腿少许

◎ 调料

食用油、盐、蒜蓉、胡麻油、胡椒粉各少许，酱油适量，熟白芝麻少许

◎ 做法

① 绿豆芽洗净，焯熟，火腿洗净切丝焯熟。
② 热油起锅，爆香蒜蓉，加少许水煮沸，倒入酱油、胡麻油、胡椒粉和盐，煮开成酱汁备用。
③ 取宽肠粉铺开，包入焯熟的绿豆芽、火腿丝，装入盘中，淋入备好的酱汁，再撒入熟白芝麻即可。

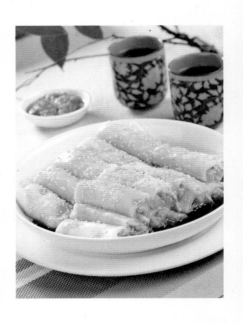

清蒸鲈鱼

◎ 原料

鲈鱼1条（约450克），红椒10克，葱2根，姜1块

◎ 调料

植物油、盐、生抽各少许

◎ 做法

① 葱洗净切丝，姜去皮切丝，红椒洗净切丝。
② 鲈鱼去内脏洗净，鱼身上剞几刀，抹上盐，摆入盘中，倒入剩下的盐和生抽，撒上姜丝，放入蒸锅大火蒸7分钟，取出时撒上葱丝和红椒丝。
③ 锅中放油烧热，淋在葱丝上即可。

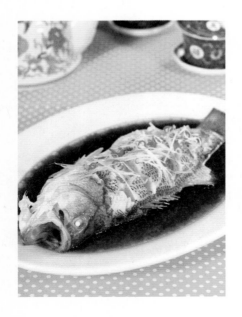

蛋皮包什锦

⊙ 原料

粉丝50克,胡萝卜、韭菜、豆芽各80克,猪瘦肉100克,鸡蛋3个

⊙ 调料

食用油、盐、生抽、鸡精各适量

⊙ 做法

① 将粉丝泡软,胡萝卜去皮切丝,韭菜切段,猪瘦肉洗净切成丝,豆芽洗净。

② 鸡蛋磕入碗中打散,加盐搅匀,入平底锅中煎成一个大蛋皮,再在蛋皮中间划个十字。

③ 热油起锅,下入肉丝炒散,再加入胡萝卜、豆芽和粉丝翻炒匀,加入韭菜段、适量盐和生抽、鸡精,炒至熟,填入蛋皮中间即可。

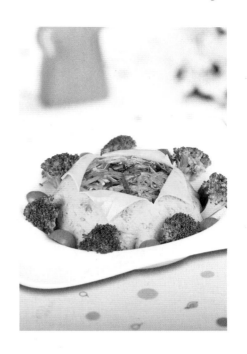

大拌菜

⊙ 原料

紫甘蓝、紫边生菜、生菜、彩椒、苦苣各70克,洋葱50克

⊙ 调料

色拉油、盐、糖、醋各适量

⊙ 做法

① 将紫甘蓝、紫边生菜、生菜、彩椒、苦苣、洋葱分别洗净,再入凉开水中浸泡5分钟。

② 捞出后将紫甘蓝、紫边生菜切成小块,彩椒、洋葱切条。

③ 将彩椒、洋葱、紫边生菜、苦苣、紫甘蓝全部放入一大碗中,加入所有调料拌匀即可食用。

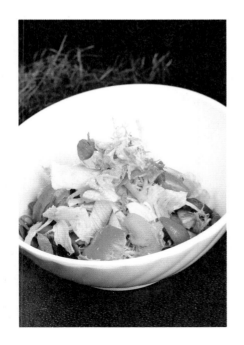

🍽 西蓝花炒鲜鱿

◉ 原料

西蓝花300克，鱿鱼300克，葱段、红椒丝各适量

◉ 调料

食用油、盐、味精、鸡精、料酒各适量

◉ 做法

① 鱿鱼洗净，切成花刀，入沸水中焯烫；
② 西蓝花改刀成小朵洗净，也焯烫一下。
③ 锅中放油烧热，爆香葱、红椒，放入西蓝花、鱿鱼翻炒，再加入盐、味精、鸡精、料酒，炒入味即可。

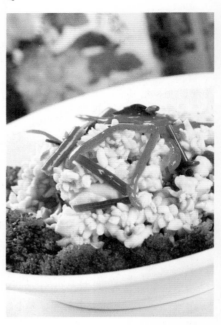

🍽 甲鱼烧柴鸡

◉ 原料

野生甲鱼1个，柴鸡400克，姜片、清汤各适量

◉ 调料

植物油、料酒、蚝油、酱油各适量

◉ 做法

① 将甲鱼宰杀清洗干净，剁大块，焯烫，加清汤炖至七成熟。
② 柴鸡洗净斩块，余烫。
③ 锅中放少许油，下入鸡块、姜片煸炒至柴鸡半熟，烹入料酒煸炒，再加入适量水，沸后加炖好的甲鱼和剩余的调料，一同烧煮至熟即可。

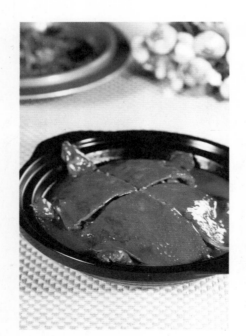

照烧鳗鱼

◉ 原料

鳗鱼400克，柠檬1/4个

◉ 调料

照烧酱40克，姜汁、米酒、香油各适量

◉ 做法

① 将鳗鱼剖开收拾干净，去骨刺，切成大块。
② 柠檬切薄片备用。
③ 锅中倒入香油加热，放入鳗鱼块，小火慢煎，再翻面煎至两面略呈焦黄色，加入米酒、姜汁、照烧酱和少许清水，焖煮至汁干入味，盛出切片摆盘，盘边再摆上柠檬片，食用时将柠檬片挤汁挤淋在鱼片上即可。

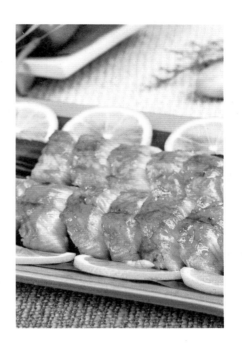

白玉烩双鲜

◉ 原料

嫩豆腐300克，鲜虾200克，海参30克

◉ 调料

食用油、盐、生抽、蚝油、料酒各适量

◉ 做法

① 嫩豆腐洗净切成块，海参泡发开，切成条备用。
② 鲜虾去头、壳，挑去泥肠洗净，加料酒、盐腌渍一会儿。
③ 锅中放油烧热，下入虾仁翻炒至变色，加入少许水烧开，倒入豆腐块、海参条，烩至水干菜熟，加入盐、生抽、蚝油炒匀即可。

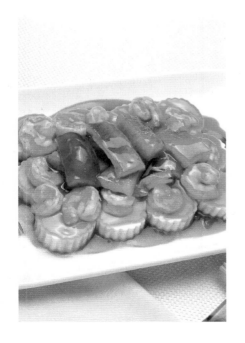

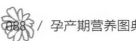
🍽 墨鱼炒鸡片

◉ 原料

墨鱼250克，鸡脯肉250克，西芹100克，胡萝卜30克，干辣椒丝10克

◉ 调料

盐2克，料酒15毫升

◉ 做法

① 墨鱼处理干净，切片；鸡脯肉洗净，切片；西芹洗净，切段；胡萝卜洗净，切花片备用。

② 油锅烧热，放墨鱼片、鸡脯肉爆炒，加料酒、盐、干辣椒丝、西芹、胡萝卜炒匀即可。

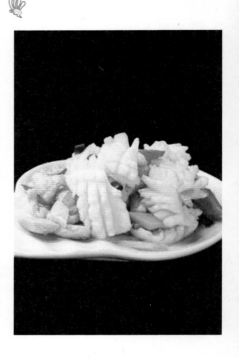

🍽 鸡蓉拌豆腐

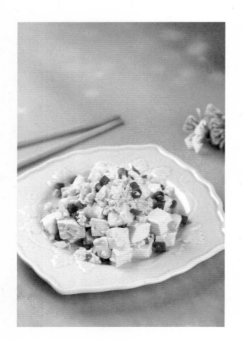

◉ 原料

豆腐200克，熟鸡胸肉25克，香葱少许

◉ 调料

白糖2克，芝麻油5毫升

◉ 做法

① 洗净的香葱切小段；洗好的豆腐切成小丁；将熟鸡胸肉切成碎末，备用。

② 沸水锅中倒入切好的豆腐，略煮一会儿，去除豆腥味，捞出备用。

③ 取一个碗，倒入备好的豆腐，放入备好的鸡蓉，再加入葱花。

④ 加入白糖、芝麻油稍微搅拌均匀，将拌好的菜肴装入盘中即可。

七、孕7月营养食谱

核桃四季豆

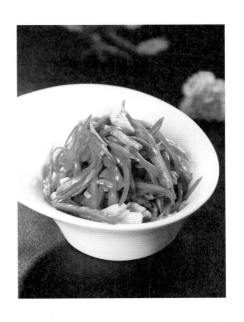

◉ 原料

四季豆250克，核桃仁100克，红椒30克，蒜末少许

◉ 调料

食用油、盐各适量

◉ 做法

① 四季豆洗净后切丝，入沸水中焯熟，红椒洗净切丝。

② 核桃仁洗净，放到开水中焯烫一下，去掉外皮。

③ 锅中放油烧热，下入蒜末爆香，倒入核桃仁翻炒一会儿，加入红椒丝、四季豆丝一起翻炒均匀，加入盐调味即可。

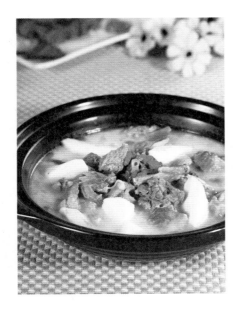

老鸭炖山药

◉ 原料

去皮山药块300克，老鸭500克，泡发枸杞10克，姜片、葱段各少许

◉ 调料

植物油、盐、姜汁各少许

◉ 做法

① 将老鸭去净内脏，斩成块状，焯烫2分钟后捞起，再冲洗净待用。

② 锅中下入少许植物油，爆香葱段、姜片，放入鸭块略炒，再加入适量水、山药块，小火慢炖至九成熟，改大火，加枸杞和剩余调料炖至食材熟烂、汤色变白即可。

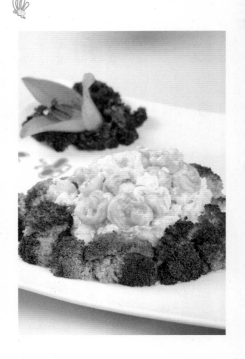 翡翠芙蓉虾

◉ 原料

鲜虾仁200克，鸡蛋3个，西蓝花250克，葱花少许

◉ 调料

食用油、盐、姜汁各少许

◉ 做法

① 西蓝花洗净，切小朵，入沸水中加盐焯熟，沥干水分后摆入盘周围。

② 鲜虾仁去泥肠洗净，鸡蛋取蛋清搅打散备用。

③ 锅中放油烧热，下入虾仁炒至变色，加盐、姜汁炒入味，再倒入蛋清，炒至蛋清凝固成块，撒入葱花，再盛入西蓝花中间即可。

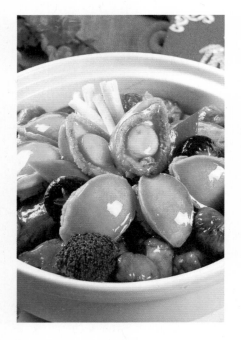

板栗排骨炖鲍鱼

◉ 原料

排骨块350克，板栗仁400克，鲍鱼肉250克，泡发香菇8小块，西蓝花和青、红椒块各少许，姜片、葱段各适量

◉ 调料

盐、酱油、豉油、料酒各适量

◉ 做法

① 鲍鱼肉洗净切大片，用姜片、葱段、料酒腌渍10分钟后再汆烫；排骨块焯烫后用温水冲净。

② 将排骨、鲍鱼、香菇均放入锅中，加水和酱油中小火炖煮1.5小时，加入板栗仁继续炖半小时，待水收干，加西蓝花和青、红椒块，炒匀后加食盐、豉油调味即可。

豌豆鲜虾仁

⊙ 原料

豌豆200克，鲜虾200克，红椒片少许

⊙ 调料

橄榄油、盐、料酒、鸡精、水淀粉各适量

⊙ 做法

① 豌豆洗净，焯烫后沥干水分。

② 虾去头剥壳，开背去肠泥，用少量食盐和料酒腌渍一会儿。

③ 向锅中倒入橄榄油，下入虾仁翻炒至其表面变色，加入红椒片和焯好的豌豆一起翻炒至熟。

④ 加适量盐和鸡精调味，倒入一点点水淀粉勾芡，芡熟即可出锅。

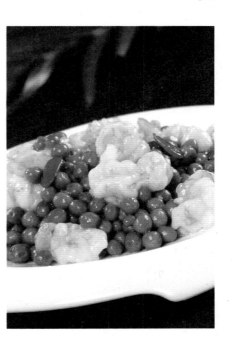

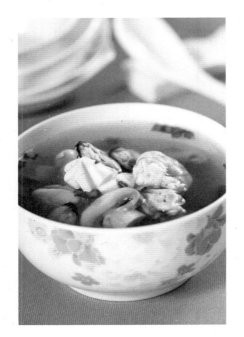

淡菜鱿鱼蘑菇汤

⊙ 原料

鲜鱿鱼200克，淡菜80克，虾仁100克，口蘑、鸡腿菇各100克，鸡高汤200毫升，姜10克

⊙ 调料

盐、鱼露、鸡精、醋各少许

⊙ 做法

① 将虾仁去泥肠洗净，淡菜泡透洗净，鲜鱿鱼洗净切花刀。

② 口蘑、鸡腿菇洗净切片，姜去皮切丝备用。

③ 将鸡高汤放入锅中，再加入适量清水煮开，放入虾仁、淡菜、鲜鱿鱼、口蘑片、鸡腿菇片、姜丝一起煮沸至食材全熟，加入剩余的调料煮入味即可出锅。

❙◉❙ 杏鲍菇炒牛仔肉

◉ 原料

杏鲍菇300克，嫩牛肉400克，青椒、红椒各少许

◉ 调料

植物油、盐、味精、胡椒粉、淀粉、料酒、酱油、香醋各适量

◉ 做法

① 将嫩牛肉洗净切大片，用少许盐、味精、料酒、酱油、淀粉腌渍片刻，青椒、红椒分别洗净后切菱形片。
② 杏鲍菇切片，入油锅中稍炸，捞出沥去油。
③ 热油起锅，放入牛肉滑炒开，再加入青椒、红椒以旺火快速翻炒，加入杏鲍菇和胡椒粉、香醋炒至熟，即可出锅摆盘。

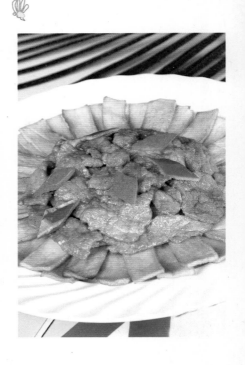

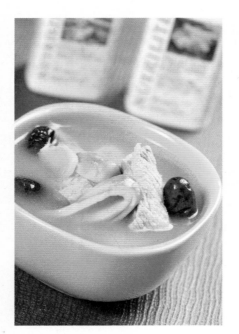

❙◉❙ 鸡腿菇炖排骨

◉ 原料

排骨500克，鸡腿菇250克，红枣10颗，高汤1000毫升，生姜10克

◉ 调料

盐、鸡精各适量

◉ 做法

① 鸡腿菇洗净切成片，排骨洗净斩成段，红枣洗净，生姜洗净切片。
② 锅中加适量水烧沸，下入排骨段焯去血水后捞出。
③ 锅中下入高汤，先下入排骨段、红枣、姜片煲1.5小时，再下入鸡腿菇片煲10分钟，加入盐和鸡精调味即可。

¡[] 百花酿日本豆腐

⊙ 原料

日本豆腐、猪肉、花菜、枸杞、西蓝花、蛋液各适量

⊙ 调料

盐2克，味精2克，淀粉20克

⊙ 做法

① 猪肉洗净剁泥；花菜洗净，掰成朵；枸杞洗净。

② 肉泥中放入盐、味精、日本豆腐、蛋液、淀粉做成丸子；日本豆腐切段，中间挖洞，撒盐，将丸子放在豆腐上面，枸杞放在肉丸上面，入蒸锅蒸熟。

③ 锅注水烧热，焯西蓝花至熟，捞出摆好盘即可。

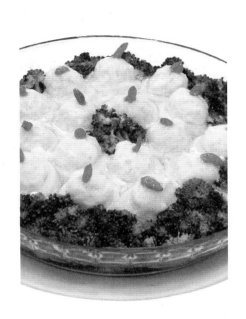

¡[] 胡萝卜丝煮珍珠贝

⊙ 原料

胡萝卜20克，珍珠贝100克，上海青50克，葱少许

⊙ 调料

盐2克

⊙ 做法

① 胡萝卜洗净，切成丝；珍珠贝洗净；上海青洗净，去叶留梗；葱洗净，切末。

② 锅中加油烧热，放入珍珠贝略炒，注水煮沸，加入胡萝卜、上海青、葱焖煮。

③ 再加入盐调味即可。

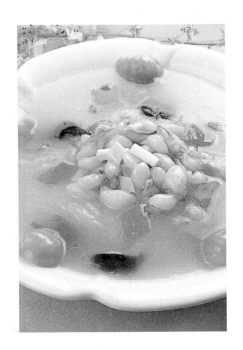

八、孕8月营养菜谱

🍽 鸡腿菇爆海参

⊙ 原料

海参1只，鸡腿菇200克，彩椒、甜豆各50克，姜末、蒜末各少许

⊙ 调料

植物油、盐、生抽各少许

⊙ 做法

① 海参泡发好后切成条，鸡腿菇洗净切片。
② 彩椒去蒂、去子切成条，甜豆焯熟备用。
③ 锅中放油烧热，爆香姜末、蒜末，下入鸡腿菇翻炒一会儿，加入海参炒匀，注入少许水，焖至水干，加入彩椒条、甜豆，炒匀后加盐、生抽调味即可。

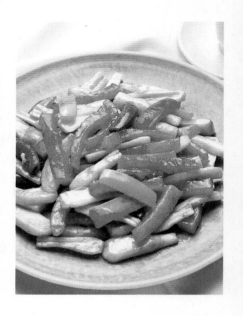

🍽 木耳烩豆腐

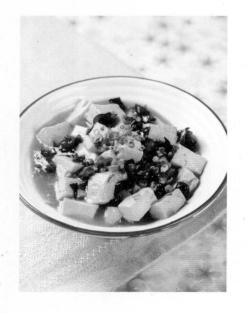

⊙ 原料

豆腐200克，木耳50克，蒜末、葱花各少许

⊙ 调料

盐2克，鸡粉2克，生抽、食用油各适量

⊙ 做法

① 豆腐切成块，木耳洗净撕碎，装入盘中，待用。
② 锅中注入食用油，烧热，放入撕碎的木耳，快速翻炒至熟软。
③ 放入清水、豆腐略煮，加盐、鸡粉，生抽，炒匀调味后撒上蒜末和葱花即可。

🍴 鹌鹑蛋焖羊肉

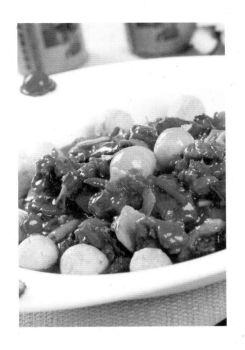

⊙ 原料

带皮羊肉300克，熟鹌鹑蛋10个，白菜叶少许，姜片、蒜片各10克

⊙ 调料

植物油、盐、胡椒粉、蚝油、干辣椒、泡椒、八角、花椒、一品鲜酱油、水淀粉各适量

⊙ 做法

① 羊肉洗净剁成块状，入锅中加水和八角、花椒、一品鲜酱油煮熟，捞出。

② 锅中注少许油，爆香姜、蒜、干辣椒、泡椒，下入羊肉和鹌鹑蛋、白菜叶炒匀，加入少许水烧3分钟，加入剩余调料，最后用水淀粉勾芡，出锅装入碗中。

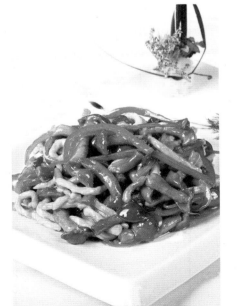

🍴 滑子蘑炒肉丝

⊙ 原料

滑子蘑300克，猪瘦肉200克，青蒜2根

⊙ 调料

植物油、盐、鸡精、干辣椒、酱油、料酒、淀粉、醋各少许

⊙ 做法

① 猪瘦肉洗净切丝，用盐、酱油、料酒、淀粉腌渍片刻；滑子蘑洗净；青蒜洗净切段。

② 锅中放油烧热，爆香干辣椒，放入猪肉丝煸炒，再放入滑子蘑、青蒜炒至熟。

③ 放入盐、醋、鸡精炒匀即可。

🍴 甜豆腿菇炒东山鲍

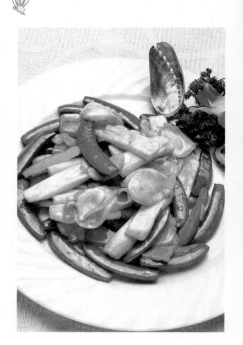

◉ 原料

鲍鱼1只，甜豆100克，鸡腿菇片200克，彩椒、胡萝卜片各50克，姜末、蒜末各少许

◉ 调料

植物油、盐、蚝油、料酒各少许

◉ 做法

① 鲍鱼洗净切片，加入开水和少许料酒烫熟。
② 彩椒去蒂、去子切成条，甜豆焯熟备用。
③ 锅中放油烧热，爆香姜末、蒜末，下入鸡腿菇翻炒一会儿，加入鲍鱼片炒匀，加少许水，焖至水干，加入彩椒条、胡萝卜片、甜豆，炒匀后加盐、蚝油调味即可。

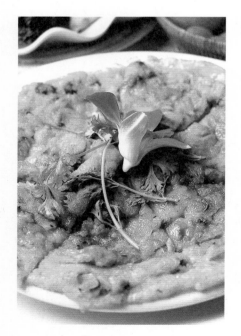

🍴 蚝仔煎蛋

◉ 原料

蚝仔200克，鸡蛋2个，泡发好的红薯粉60克，葱白末、姜末各少许

◉ 调料

盐、胡椒粉、味精各少许

◉ 做法

① 将蚝仔清洗干净后沥干水分，红薯粉剪成段备用。
② 将鸡蛋打散，加入蚝仔、红薯粉、葱白末、姜末和所有调料一起搅匀。
③ 起锅下油，倒入搅匀的材料，用慢火煎至两面金黄色即可。

❘❂❘ 拌金针菇

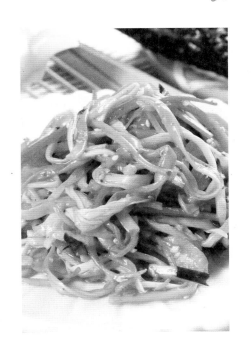

◉ 原料

金针菇150克，干黄花菜25克，黄瓜、胡萝卜各50克，熟白芝麻10克，蒜蓉少许

◉ 调料

花生油、盐、凉拌醋、生抽、辣椒油各少许

◉ 做法

① 干黄花菜泡软，金针菇切去老根洗净，一起入沸水中焯熟，捞出沥干水分。
② 胡萝卜、黄瓜均洗净切条，和金针菇、黄花菜一起装入碗中，加入调料拌匀。
③ 花生油烧热，爆香蒜蓉，淋在金针菇上拌匀即可。

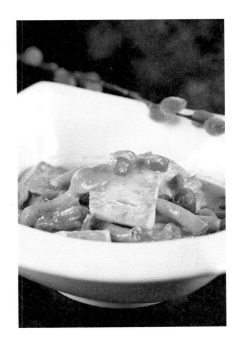

❘❂❘ 滑子蘑焖煎豆腐

◉ 原料

豆腐400克，滑子蘑250克，青、红尖椒50克，蒜片少许

◉ 调料

食用油、盐、生抽、醋、鸡精各少许

◉ 做法

① 滑子蘑洗净，青、红尖椒洗净切成圈备用。
② 豆腐洗净切成厚片，锅中放油烧热，下入豆腐片，两面煎至金黄色。
③ 净锅再放少许油，爆香蒜片、青红椒圈，放入滑子蘑翻炒，加入适量水，烧开后下入豆腐片，焖煮熟后加食盐、生抽、醋、鸡精，煮入味即可。

🍽 绿豆雪梨粥

⊙ 原料

水发绿豆100克，水发大米120克，雪梨100克

⊙ 调料

冰糖20克

⊙ 做法

① 洗好去皮的雪梨去核，切成块，再切成丁。
② 砂锅中注入适量清水烧开，放入绿豆、大米，搅匀，烧开后小火煮30分钟。
③ 倒入雪梨，加入冰糖，搅匀，煮至冰糖溶化搅匀即可。

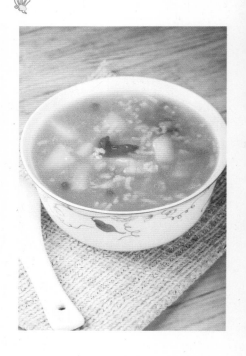

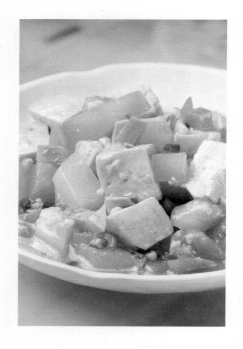

🍽 葫芦瓜炖豆腐

⊙ 原料

葫芦瓜150克，豆腐200克，胡萝卜30克，蒜末、葱花各少许

⊙ 调料

盐2克，蚝油10克，鸡粉2克，生抽5毫升，食用油适量

⊙ 做法

① 豆腐切成小方块；洗净去皮的胡萝卜、葫芦瓜切成丁。
② 锅中注水烧开，加入盐、食用油，放入葫芦瓜、胡萝卜、豆腐，煮沸，捞出待用。
③ 用油起锅，放入蒜末爆香；倒入葫芦瓜、胡萝卜，炒匀；加适量清水，放入豆腐、盐、耗油、鸡粉、生抽、葱花，翻炒均匀即可。

九、孕9月营养食谱

地皮菜炒鸡蛋

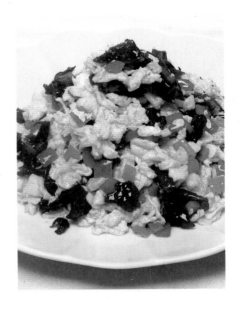

◉ 原料

地皮菜150克，鸡蛋3个，青、红椒各40克，蒜末少许

◉ 调料

食用油、盐、醋各少许

◉ 做法

① 青、红椒洗净，去子后切丁。

② 地皮菜去根部后洗净泥沙备用。

③ 鸡蛋打散入锅中加油炒至凝结成块，盛出。

④ 锅中再放少许油，爆香蒜末，下入青、红椒丁和地皮菜翻炒，炒至快熟时淋入少许醋，再加入鸡蛋块，炒匀后加盐调味即可。

冬笋烧肉

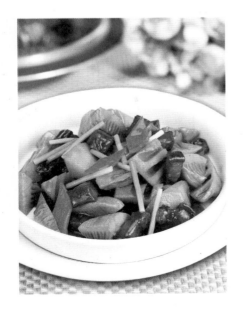

◉ 原料

带皮五花肉块250克，冬笋350克，葱段、红椒片各少许

◉ 调料

食用油、食盐、姜汁、酱油、白糖、醋各适量

◉ 做法

① 将冬笋洗净，切成滚刀块，姜去皮切片。

② 热油起锅，倒入五花肉煸炒至出油，加入姜汁、酱油炒至变色，加入冬笋块一同翻炒片刻，加少许清水焖煮至冬笋块熟，再加入剩余调料、葱段和红椒片，收汁后即可出锅。

🍴 多宝西洋菜

◉ 原料

西洋菜250克，新鲜玉米粒100克，白灵菇150克

◉ 调料

橄榄油、盐各少许

◉ 做法

① 西洋菜、新鲜玉米粒洗净，白灵菇洗净切小块。

② 锅中放水烧开，淋入橄榄油，再分别将玉米粒、白灵菇、西洋菜焯熟，捞出。

③ 将焯好的西洋菜切段，与玉米粒、白灵菇一起装入盘中，加入盐调味即可。

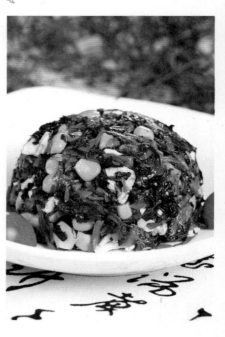

🍴 小炒雪菜蚕豆

◉ 原料

蚕豆瓣400克，雪菜100克，五花肉丁50克，红椒1个

◉ 调料

植物油、盐、味精、生抽、香油各少许

◉ 做法

① 蚕豆瓣清洗干净备用。

② 雪菜切碎，五花肉洗净切小丁，红椒去蒂、去子后切成小片。

③ 锅中放油，下入五花肉丁煸香，下入蚕豆，翻炒至水分稍干，加入雪菜一同炒香，加入红椒，调入味精、盐、生抽炒入味，淋入香油稍炒，出锅装盘即可。

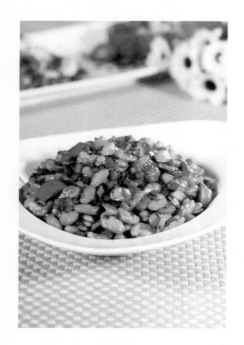

🍴 百花竹荪酿冬菇

◉ 原料

泡发去蒂冬菇片适量，鲜虾仁200克，猪肉100克，火腿50克，泡发竹荪片20克，清汤适量

◉ 调料

盐、黄酒、油各少许，淀粉适量

◉ 做法

① 虾仁去虾线洗净后剁蓉，猪肉、火腿均剁蓉，将三者混合，加入盐、淀粉、黄酒和少许油拌匀，顺同一方向搅拌起胶。

② 将冬菇翻转，将搅好的馅填入冬菇上，盖上竹荪片，入蒸锅蒸8分钟左右。

③ 清汤烧开，用淀粉勾薄芡，淋在蒸好的冬菇上即可。

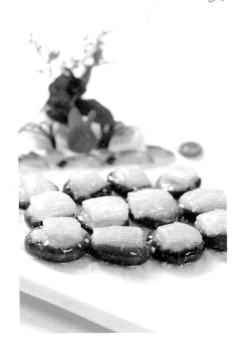

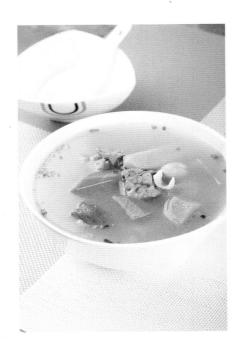

🍴 雪莲果猪骨汤

◉ 原料

猪骨段300克，去皮雪莲果块130克，去皮胡萝卜块80克，水发莲子50克，蜜枣、干百合各适量，姜、葱各少许

◉ 调料

盐2克，料酒5毫升

◉ 做法

① 锅中注水烧开，淋上少许料酒，倒入猪骨段，煮约半分钟，捞出。

② 砂锅中注水烧开，放入莲子、百合、姜片、蜜枣、猪骨段，淋入料酒，煮沸后用小火煮至猪骨熟软。

③ 倒入胡萝卜、雪莲果，煮至食材熟透；加盐，转中火续煮至汤入味，撒上葱花即成。

🍴 三文鱼炒时蔬

◉ 原料

三文鱼块180克，芦笋段95克，胡萝卜丁75克，杏鲍菇丁40克，小块奶酪35克

◉ 调料

盐2克，胡椒粉、食用油各适量

◉ 做法

① 将胡萝卜丁、芦笋段、杏鲍菇丁、奶酪块、三文鱼块装碗，加盐、胡椒粉，腌渍入味。

② 锅中注水烧开，放盐、食用油、杏鲍菇、胡萝卜、芦笋，焯烫后捞出。

③ 用油起锅，倒入三文鱼，翻炒至变色，放入奶酪，翻炒片刻，倒入食材，炒匀至奶酪化开，加入盐、胡椒粉，炒匀调味即可。

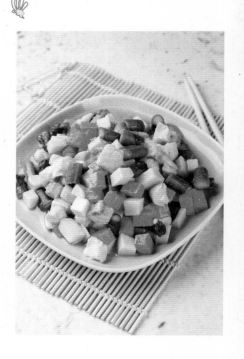

🍴 葡萄柚猕猴桃沙拉

◉ 原料

葡萄柚200克，猕猴桃100克，圣女果70克

◉ 调料

炼乳10克

◉ 做法

① 猕猴桃洗净去皮，去除硬芯，果肉切成片；葡萄柚剥去皮，果肉切小块；圣女果洗净切成小块，备用。

② 把葡萄柚、猕猴桃装入碗中，挤入适量炼乳，用勺子搅拌均匀，使炼乳裹匀食材。

③ 取一个干净的盘子，摆上圣女果装饰，将拌好的沙拉装入盘中即可。

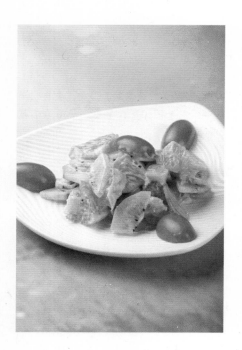

🍴 金枪鱼鸡蛋杯

⊙ 原料

金枪鱼肉60克，彩椒10克，熟鸡蛋2个，西蓝花、洋葱各适量

⊙ 调料

黑胡椒粉、食用油、沙拉酱各适量

⊙ 做法

① 熟鸡蛋对半切开，去蛋黄，留蛋白待用；洗净的彩椒、洋葱切粒；洗净的金枪鱼切丁。
② 锅中注水烧开，淋入食用油，倒入西蓝花，煮约2分钟至断生，捞出待用。
③ 将金枪鱼装入碗中，放入洋葱、彩椒、沙拉酱、黑胡椒粉制成沙拉；将西蓝花摆盘，放上蛋白，将拌好的沙拉放在蛋白中即可。

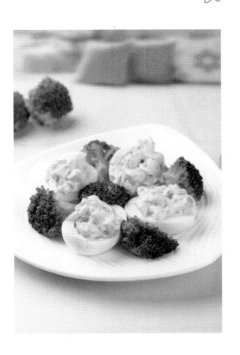

🍴 杨桃炒牛肉

⊙ 原料

牛肉片130克，杨桃片120克，彩椒块50克，姜、蒜、葱各少许

⊙ 调料

盐2克，白糖少许，蚝油6克，料酒4毫升，食用油适量

⊙ 做法

① 将牛肉片装入碗中，加入调料，腌渍入味；
② 锅中注水烧开，倒入牛肉，用大火余煮至其变色后捞出，待用。
③ 用油起锅，倒入姜、蒜、葱爆香；倒入牛肉片，淋入料酒炒匀；倒入杨桃片、彩椒，大火翻炒至熟；加盐、白糖、蚝油，炒匀即成。

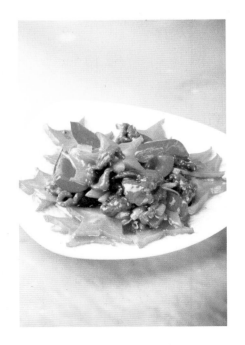

十、孕10月营养食谱

时蔬炒山药

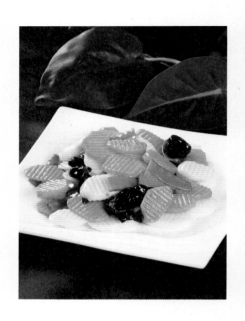

⊙ 原料

山药、南瓜各200克，黑木耳15克，荷兰豆50克

⊙ 调料

植物油、盐各少许

⊙ 做法

① 将山药去皮洗净，切成厚片，用水焯至断生，南瓜去皮后也切厚片备用。

② 黑木耳泡发后撕成片，荷兰豆洗净切成段。

③ 锅中放油烧热，下入黑木耳、荷兰豆和南瓜片，翻炒均匀后加入山药片，快速翻炒至熟，加盐调味即可出锅。

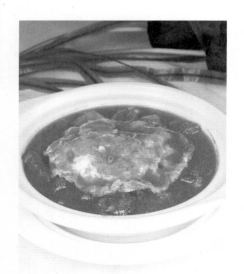

番茄排骨煮荷包蛋

⊙ 原料

番茄块100克，鸡蛋2个，排骨块150克，葱花适量

⊙ 调料

食用油、盐、生抽、姜汁各适量

⊙ 做法

① 排骨块入沸水中焯烫一下；热油起锅，打入鸡蛋煎成荷包蛋。

② 另起油锅，下入排骨翻炒一会儿，加入番茄一起炒至出汁，加水炖至排骨熟，再加入荷包蛋一起煮一会儿，加盐、生抽、姜汁，再撒入葱花即可。

🍽 豌豆牛肉

⊙ 原料

豌豆300克，牛里脊肉250克，玉米粒80克，蒜末、姜末各适量

⊙ 调料

植物油、盐、鸡精、酱油、料酒、淀粉、胡椒粉各适量

⊙ 做法

① 豌豆、玉米粒洗净，牛里脊肉洗净切成粒，加酱油、料酒、胡椒粉拌匀腌渍一会儿。

② 锅中放油烧热，爆香蒜末、姜末，倒入牛肉翻炒一会儿，加入豌豆、玉米粒，继续炒至断生，加入少许水，加盖焖煮至熟，再加盐、鸡精调味即可。

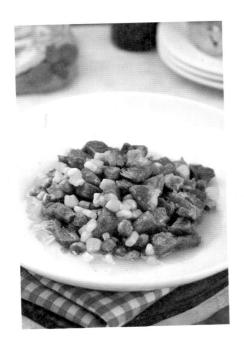

🍽 翡翠鲈鱼

⊙ 原料

鲈鱼1条，豆苗100克，泡发好的黑木耳60克，葱花、红椒末各适量

⊙ 调料

食用油、盐、蒸鱼豉油、生抽、料酒、蛋清、柠檬汁、淀粉各适量

⊙ 做法

① 鲈鱼切下鱼头、鱼尾，鱼肉切片，加料酒、盐、淀粉、柠檬汁、蛋清腌渍10分钟。

② 豆苗和黑木耳均焯熟，摆入盘中，将腌好的鱼头、鱼尾焯熟，再下入鱼片也焯熟，摆在盘中菜上。

③ 锅中放少许油烧热，爆香葱花、红椒末，下入蒸鱼豉油、生抽，淋在鱼片上即可。

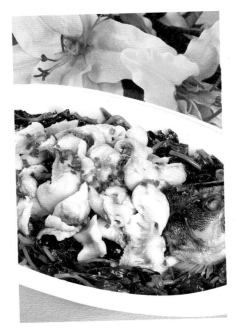

卤汁豆腐

◉ 原料

豆腐400克，熟花生米碎100克，姜片、红椒、葱花各适量，老汤适量

◉ 调料

酱油200毫升，白糖、桂皮、八角、香叶、香油各少许

◉ 做法

① 将豆腐冲净，红椒洗净切成丝。

② 老汤入锅中煮开，加入酱油、白糖、姜片、桂皮、八角、香叶一起煮沸，即成卤汁，再下入豆腐中火煮15分钟，捞出改刀切成片，摆入盘中。

③ 将红椒、葱花、花生碎撒入盘中，再浇上适量卤汁和香油即可。

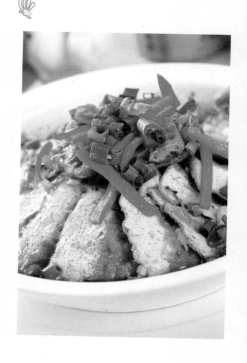

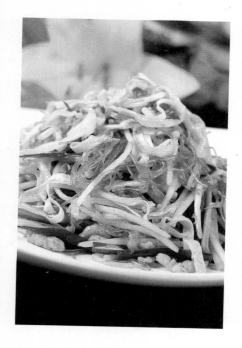

炒合菜

◉ 原料

粉丝50克，豆芽150克，瘦猪肉150克，鸡蛋3个，韭菜50克

◉ 调料

食用油、盐、生抽、味精各少许

◉ 做法

① 粉丝泡软，韭菜洗净切段备用。

② 鸡蛋搅打散，豆芽洗净，瘦猪肉洗净切丝。

③ 炒锅放少许油，烧热后下入蛋液，煎成蛋皮，盛出切成条备用。

④ 净锅再置火上，放油烧热，倒入肉丝滑炒散，再放入豆芽、韭菜和粉丝，翻炒均匀，加盐、生抽炒入味，再加入鸡蛋条，最后加味精后即可出锅。

🍴 黄瓜酿肉

◎ 原料

猪肉末150克，黄瓜200克，葱花少许

◎ 调料

盐少许，生抽3毫升，生粉3克，食用油各适量

◎ 做法

① 洗净的黄瓜去皮，切段；将切好的黄瓜段做成黄瓜盅，装入盘中；在备好的肉末中加入盐、生抽、生粉，腌渍片刻。

② 锅中注水烧开，加入适量食用油，放入黄瓜段，拌匀，煮至断生，捞出；在黄瓜盅内抹上少许生粉，放入猪肉末，备用。

③ 蒸锅注水烧开，放入备好的食材，蒸5分钟至熟，最后撒上葱花即可。

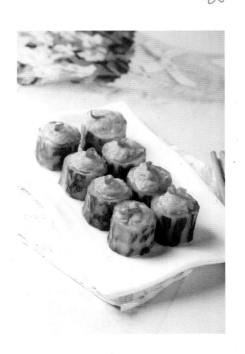

🍴 香菇蒸鳕鱼

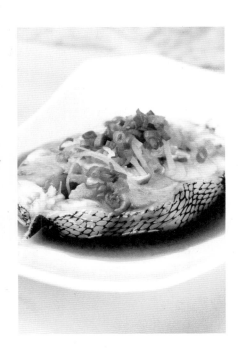

◎ 原料

鳕鱼肉200克，香菇40克，泡小米椒15克，姜丝、葱花各适量

◎ 调料

料酒4毫升，盐、蒸鱼豉油各适量

◎ 做法

① 泡小米椒切碎；洗好的香菇切成条；洗净的鳕鱼肉装入碗中，放入料酒、盐，拌匀。

② 将鳕鱼装入盘中，加入香菇，再放上小米椒碎、姜丝。

③ 将处理好的鳕鱼放入烧开的蒸锅中，中火蒸8分钟至熟透；取出，浇上少许蒸鱼豉油，撒上葱花即可。

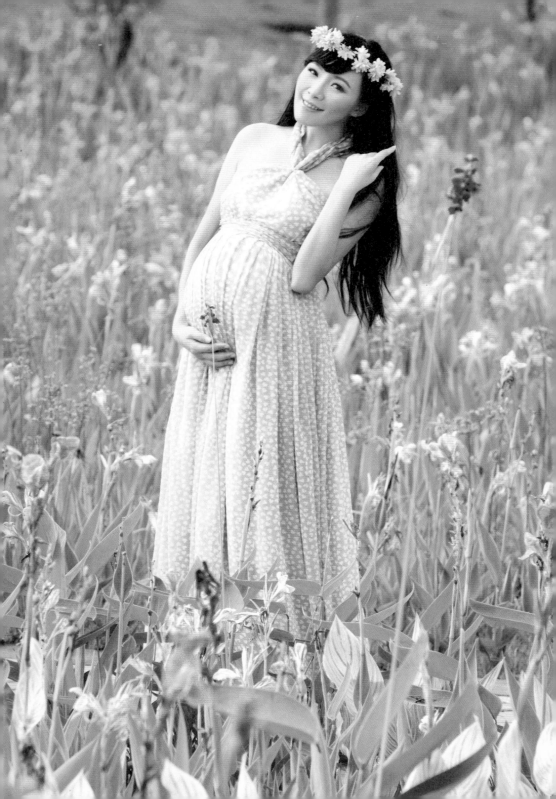

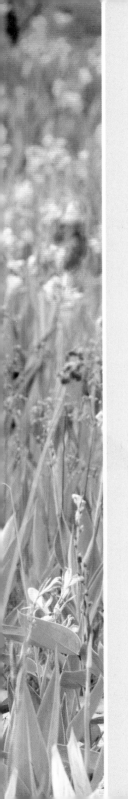

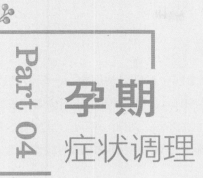

Part 04

孕期
症状调理

　　面对妊娠期孕吐、妊娠期便秘、妊娠期水肿等孕期常见症状，伟大的孕妈妈难道只能一个人默默承受吗？孕妈妈的烦恼，我们都知道。44道菜，每道菜都为击退孕期常见症状而选，我们想让您的孕期更轻松。

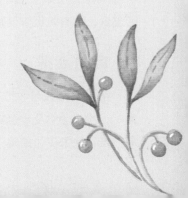

一、孕吐

✿ 对孕期呕吐的认识

　　孕妈妈在怀孕早期会出现一系列异常现象，一般会持续1~2个月，最迟在第4个月末消失，发生率约为50％。这种现象一般不会对孕妈妈和胎儿有影响，以消化系统的表现为多见，如食欲不振、恶心、呕吐、厌油腻、偏食、腹胀、头晕、乏力、嗜睡，甚至低热等，呕吐一般在空腹或清晨时较为严重。

✿ 克服孕吐的常规方法

◆消除心理负担

　　孕妈妈要保持心情愉快，不要对怀孕有太多顾虑，尤其是担心自己的孕吐反应影响胎儿的健康，注意饮食规律，注意放松心情。

◆适量地运动

　　适当做一些运动，像和家人散散步、做做孕妈妈体操等，从而改善心情，使早孕反应减轻。

◆厨房要通风

　　保持厨房通风，将让孕妈妈感觉反胃的油烟味从室内排出。

◆防止便秘

　　孕妈妈便秘对宝宝健康不利，如果连续两天不排大便，可以空腹吃一些香蕉，吃完后不要立即进食，可有效缓解便秘。

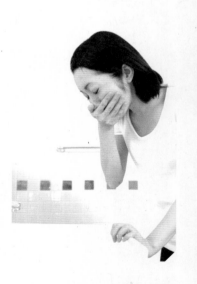

✿ 食材推荐

　　孕妈妈每天可以选择一些自己喜欢的食物来吃，还可以口服维生素B_1、维生素B_6、维生素C及少量镇静剂，食材可选择花生、松子、核桃、瓜子、扁豆、糯米、姜、柚子皮、葡萄干、海产品、水果、蔬菜、牛奶等。

🍽️ 玉米煲鲫鱼汤

◎ 原料

玉米棒2个，鲫鱼1条，排骨200克，姜片、葱段各10克

◎ 调料

食用油、胡椒粉、盐各适量

◎ 做法

① 玉米棒洗净切段，排骨洗净剁成段，入烧沸的水中焯烫后捞出。

② 鲫鱼去鳞、鳃洗净，锅上火，放油烧热，爆香姜片，放入鲫鱼煎至两面呈金黄色盛出。

③ 锅中加适量水，放入玉米、姜片、葱段、排骨，大火烧开后转用小火煲约1.5小时，加入煎好的鲫鱼，再炖煮30分钟，调入盐、胡椒粉即可。

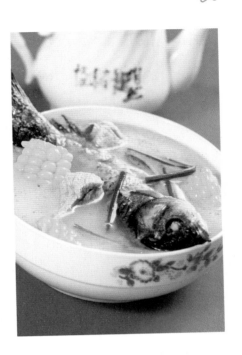

🍽️ 荷塘炒锦绣

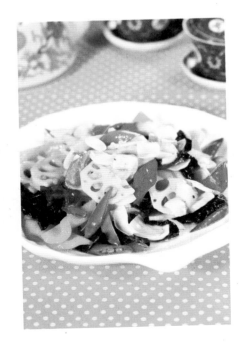

◎ 原料

莲藕100克，水发木耳、彩椒、扁豆、芦笋各50克，鲜百合40克，蒜片适量

◎ 调料

植物油、盐、味精、淀粉各少许

◎ 做法

① 莲藕去皮切片，扁豆斜切成条，焯烫至断生。

② 木耳、彩椒均洗净切片，芦笋切成段，百合剥成瓣洗净。

③ 锅中放油烧热，下入蒜片爆香，倒入莲藕、木耳、彩椒、扁豆、芦笋和百合，翻炒至熟后加盐、味精，用淀粉勾芡即成。

苹果皮米汤

◎ 原料

粳米50克，苹果皮30克

◎ 做法

① 将苹果皮洗净切碎，粳米淘洗干净后沥干水分。
② 粳米放入锅中，用小火炒至焦黄。
③ 再向锅中注入300毫升清水，烧开后放入苹果皮，再烧开，取汁饮用。

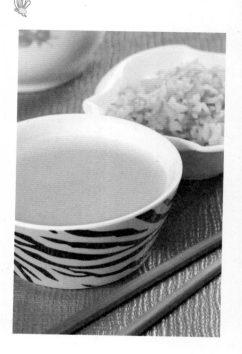

五香花生

◎ 原料

花生米200克

◎ 调料

酱油、盐、白糖、五香粉、桂皮、大料各适量

◎ 做法

① 花生米洗净泡开。
② 锅中注入清水，再放花生米、酱油、盐、白糖、五香粉、桂皮、大料，用大火烧沸。
③ 转小火煮至花生米熟而入味，捞出装盘即可。

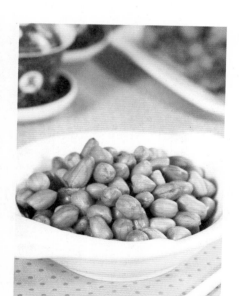

二、孕期贫血

对孕期贫血的认识

在妊娠期间，血液总容量增加，而红细胞数增加较少，造成血液稀释，称为妊娠期生理性贫血。孕期血红蛋白低于110克/升，红细胞数低于350万/毫米^3，即为贫血。孕期贫血以缺铁性贫血最为常见。这是因为妊娠期间胎儿生长发育和子宫增大需要铁，红细胞增加时，红细胞中血红蛋白的合成也需要铁，当身体对铁质的需要量超过饮食摄入量时，就会引起贫血。如果孕妈妈有痔疮、牙龈出血、钩虫病、慢性腹泻等情况时，也很容易发生贫血。孕妈妈偏食、挑食也是造成妊娠期营养不良和贫血的重要原因。

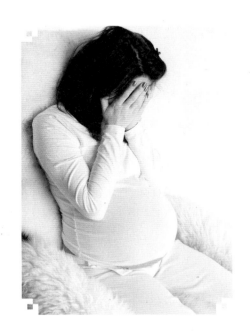

如何防治贫血

防治妊娠期贫血，首先，要补充足够的营养物质，做到不偏食、不挑食，以满足孕妈妈本身及胎儿的营养需要。用铁锅炒菜也可补充铁。其次，要及时治疗慢性失血，如痔疮、牙龈出血、鼻出血、钩虫病等疾病。如孕妈妈有慢性消化不良时，要及时治疗，以保证营养物质的良好吸收。

食材推荐

动物肝脏、黑木耳、瘦肉、紫菜、海带、虾子、芝麻、黄豆、动物全血、鱼类及菠菜、芹菜等。

🍽 红枣枸杞鲤鱼汤

◉ 原料

鲤鱼1条，红枣10颗，枸杞15克，姜片适量

◉ 调料

食用油、盐各少许

◉ 做法

① 将鲤鱼去内脏、鳞、鳃和脊背上的筋后洗净。
② 红枣、枸杞洗净浸泡半小时。
③ 锅中放油烧至六成热，爆香姜片，下入鲤鱼煎至两面焦黄，加入适量开水，煮开后加入红枣、枸杞，转中小火炖煮40分钟，加盐调味即可。

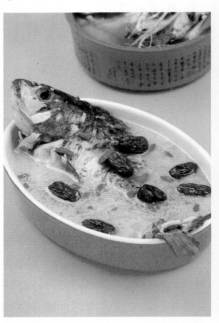

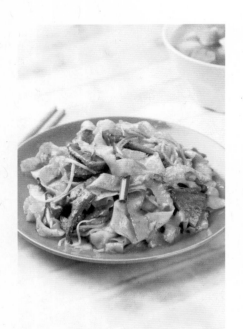

🍽 洋葱猪肝炒面

◉ 原料

猪肝220克，蒜薹120克，红椒20克，豆瓣酱7克

◉ 调料

盐3克，料酒、鸡粉、生粉、食用油各适量

◉ 做法

① 蒜薹洗净切长段，红椒洗净去子切块，猪肝洗净切薄片。
② 猪肝装碗，加盐、料酒去腥，撒上生粉，裹匀上浆，腌渍入味；锅注水烧开，加食用油、盐、蒜薹、红椒拌匀，焯烫后捞出。
③ 用油起锅，放入猪肝片，炒至变色，淋入料酒、豆瓣酱，炒香；倒入食材，炒至食材熟透，加入盐、鸡粉，翻炒至食材入味即成。

韭菜炒鸭血

◉ 原料

鸭血400克，韭菜200克，红椒半个

◉ 调料

食用油、盐、醋、生抽、鸡精各少许

◉ 做法

① 将鸭血冲净切条，韭菜洗净切段，红椒切成丝。

② 锅中放油烧热，下入鸭血、韭菜翻炒均匀，加少许水，焖烧2分钟，加入红椒丝和盐、醋、生抽及鸡精，烧入味即可出锅。

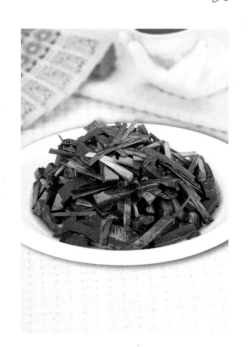

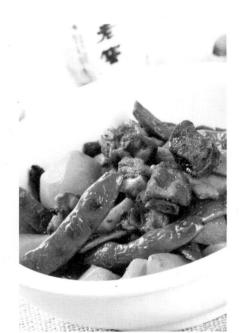

油豆角炖排骨

◉ 原料

排骨350克，油豆角200克，土豆250克

◉ 调料

食用油、盐、酱油、鸡精各适量

◉ 做法

① 将排骨洗净剁成块，入沸水中焯烫20分钟，捞出沥去水。

② 土豆去皮洗净，切成滚刀块，油豆角洗净去筋。

③ 锅上火，注油烧热，加入排骨翻炒一会，倒入油豆角和土豆继续翻炒均匀，再加入适量水，焖煮15分钟，最后加剩余调料煮入味即可。

三、流产

👣 对流产的认识

一般而言，将怀孕满27周之前分娩的称为"流产"，在怀孕28周至未满37周之间分娩的称为"早产"。大部分流产最后都会变成死产，但早产的婴儿存活概率较大。

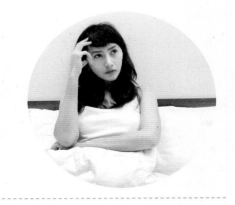

👣 流产的原因

引起流产有多方面的原因，胎儿方面的原因有受精卵异常、子宫外孕、胞状畸胎等。

母体方面的原因较多，包括：

❀ 母体罹患疾病：急性传染病、心脏或肾脏的疾病、肺结核、盲肠炎、腹膜炎以及其他疾病。

❀ 子宫发育不全：子宫形状或位置的异常、子宫肌肿大等。

❀ 虽称不上是疾病，但有腹部冰冷、长期便秘的现象。

❀ 过度疲劳、操劳过度、跌倒、精神上的打击、营养不良等。

❀ 曾多次进行人工流产。

❀ 患有宫颈管无力症。

👣 防止流产的常规方法

由于怀孕16周以前是最危险的时期，所以孕妈妈必须特别小心。在日常生活中，孕妈妈要注意：不要拿重的东西；避免精神上的压力；减少外出的次数；小心性生活；避免激烈的运动；拿取地板上的东西时，一定要先蹲下；不要压迫下腹部，不要让下腹部着凉；上下楼梯要小心，避免摔跤。

👣 食材推荐

鸡肝、鸡蛋黄、鸽肉、海参、阿胶、牛肉、鸡肉、红枣、银耳、栗子、莲子、花生、山药、芡实、枸杞、党参、黄芪等。

五谷煲乳鸽

◎ 原料

乳鸽1只，玉米、大豆、麦仁、薏米各30克，当归、党参、姜片、葱段各少许

◎ 调料

盐少许

◎ 做法

① 将乳鸽宰杀，去毛、内脏洗净，焯烫待用。
② 将玉米、大豆、麦仁、薏米分别涨发冲洗，当归、党参切片备用。
③ 将所有原料放入砂锅，注入清水，小火煲2小时，加盐调味即可。

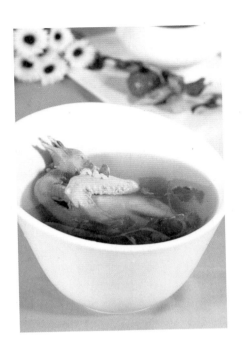

板栗清远鸡

◎ 原料

清远鸡半只，板栗400克，葱段、姜片各适量

◎ 调料

食用油、盐、酱油、老抽、香叶、料酒、白糖、胡椒粉、水淀粉各适量

◎ 做法

① 将板栗切开一口，加水煮3分钟，捞出去壳。
② 鸡洗净剁成块，焯烫5分钟，盛出待用。
③ 锅中放入油，爆香葱段、姜片、香叶，烹入酱油，注入适量水，烧沸后下入鸡块和板栗，焖煮至鸡肉熟加老抽调色，放入剩余调料，收汁后勾芡即可。

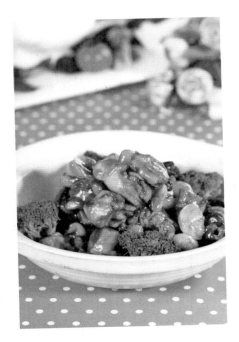

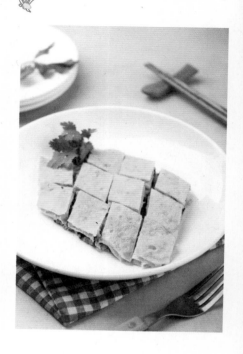 双耳蒸蛋皮

◉ 原料

鸡蛋4个，猪肉馅200克，木耳碎、银耳碎各20克

◉ 调料

植物油、水淀粉各适量，盐、料酒、胡椒粉各少许

◉ 做法

① 鸡蛋加水淀粉搅匀，锅中放入植物油烧热，倒入蛋液摊成蛋皮。

② 银耳、木耳碎分别与猪肉馅拌成两种馅，加入盐、味精、料酒、胡椒粉拌匀。

③ 在蛋皮上铺上银耳馅，放一层蛋皮后，再铺上木耳馅，再盖一层蛋皮，形成厚饼，入蒸锅蒸5分钟后取出，切菱形块，摆盘即可。

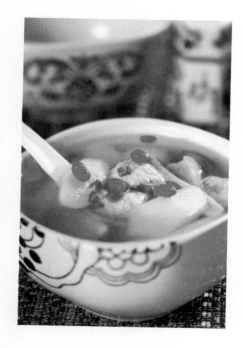

山药豆腐丸汤

◉ 原料

猪肉馅200克，山药400克，豆腐400克，鸡腿菇150克，蛋清、枸杞、葱花各少许，高汤适量

◉ 调料

盐、香油、淀粉、生抽各适量

◉ 做法

① 豆腐冲净，以纱布包紧，挤去水分，加入猪肉馅、蛋清和淀粉、盐，拌匀后搓成大小适中的丸子。

② 山药削皮洗净，切厚片；鸡腿菇洗净切片。

③ 高汤煮开后下入山药、豆腐丸子、鸡腿菇、枸杞，以中火煮至山药熟烂，加盐、生抽、香油，撒入葱花即成。

四、便秘

对便秘的认识

妊娠期孕妈妈由于受到黄体素的影响，肠的蠕动会变弱，而且加上子宫变大后压迫到直肠，因此容易发生便秘。如果孕妈妈偏食或食物吃得过于精细，摄入的粗纤维过少，或饮食太少以及运动量减少等因素会造成粪便在结肠和直肠停留较长时间，就会导致便秘的发生。

患便秘的孕妈妈，轻者食欲降低、腹内胀气，因而使肠功能失调的状况更严重；严重者会诱发自身中毒，这是因为体内许多代谢产物要随粪便排出，重度便秘时，在肠管内积聚的代谢产物又被吸收，就导致了中毒。这对孕妈妈和胎儿都很不利。

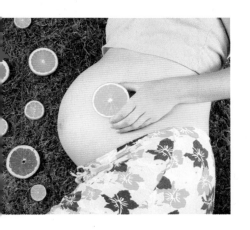

预防便秘的方法

❀ 按时上厕所。孕妈妈可在晨起、早餐后或临睡前，不管有没有便意，都按时去厕所，长期这样就会养成按时大便的习惯，这样可以慢慢改善便秘的状况。

❀ 适当进行一些轻微活动。适当活动可促使肠管蠕动增加，缩短食物通过肠管的时间，并能增加排便量。

❀ 饮水润肠。可在每天早晨空腹饮一杯温水，这也是刺激肠管蠕动的好方法，有助于排便。

有便秘现象的孕妈妈还可以多吃一些含纤维素多的食物，乳酪及牛奶等，也可以刺激大肠的蠕动、软化粪便，不妨多多食用。应少吃葱、蒜、辣椒、胡椒等刺激性食物。

食材推荐

红薯、番茄、黑木耳、南瓜、海带、绿叶蔬菜、菜花、蘑菇、大豆、西瓜、梨、香蕉、柿子、草莓、木瓜、菠萝等。

🍴🍽 淡菜芹菜鸡蛋粥

◉ 原料

大米80克，淡菜50克，芹菜少许，鸡蛋1个

◉ 调料

盐2克，香油、胡椒粉各少许

◉ 做法

① 大米洗净，放入清水中浸泡，淡菜用温水泡发，芹菜洗净切末，鸡蛋煮熟后去壳切碎。

② 锅中注入清水，放入大米煮至五成熟。

③ 放入淡菜，煮至米粒开花，放入鸡蛋碎、芹菜末稍煮，加盐、胡椒粉、香油调味即可。

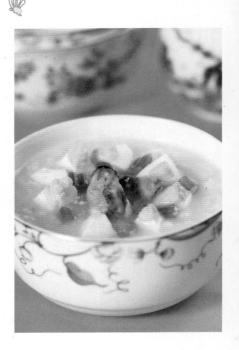

🍴🍽 鲍汁四宝蔬

◉ 原料

口蘑、白灵菇各250克，香菇35克，西蓝花200克

◉ 调料

水淀粉适量，鲍汁80毫升，蚝油5毫升，食用油、鸡精、盐各少许

◉ 做法

① 将香菇和口蘑一起洗净，在顶端划出十字。

② 白灵菇洗净切块，西蓝花洗净切成小朵，将西蓝花和各种菌菇入沸水中焯熟后盛出。

③ 锅上火，加入油烧热，放入焯好的西蓝花和菌菇，调入蚝油、盐、鸡精和鲍汁，烧入味后用水淀粉勾芡即可。

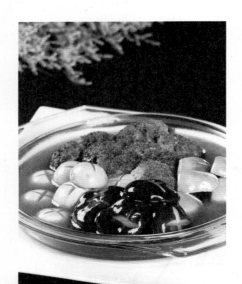

苦瓜大豆煲排骨

◉ 原料

排骨300克，大豆200克，苦瓜200克

◉ 调料

盐、味精、花雕酒各适量

◉ 做法

① 排骨洗净剁成段，苦瓜洗净去瓤切段，大豆泡发。

② 锅中加水烧沸，下入排骨焯去血水后捞出。

③ 净锅再置火上，加入适量水烧沸，下入排骨、大豆，炖煮至排骨熟烂，加入苦瓜段，再煲20分钟，最后加入盐、味精、花雕酒即可。

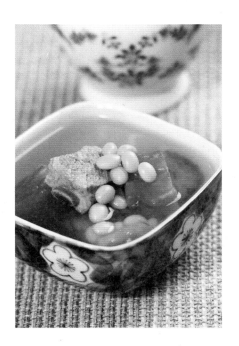

香蕉红薯粥

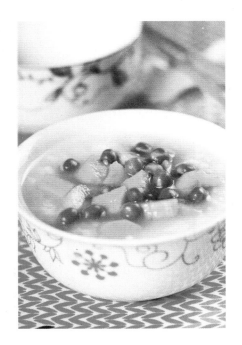

◉ 原料

香蕉、红薯、豌豆各适量，大米80克

◉ 调料

冰糖适量

◉ 做法

① 大米泡发洗净，香蕉去皮切片，红薯洗净切丁，豌豆洗净。

② 锅置火上，注入清水，放入大米，用大火煮至米粒开花；放入香蕉片、红薯丁、豌豆、冰糖，用小火煮至食材全熟即可。

五、水肿

孕妈妈水肿的原因

在妊娠中后期，孕妈妈容易出现水肿。主要是因为孕妈妈为了满足胎儿生长发育的需要，使体内的血浆和组织间液体增多，特别是到了妊娠后期，子宫逐渐增大，压迫下肢静脉和盆腔静脉，使下肢静脉血液回流受阻，下肢静脉压力过大，体内的血液会渗透到组织间隙，从而引起水肿。

孕妈妈水肿的症状

脾虚妊娠水肿的症状为：面目及四肢水肿，或遍及全身，肤色淡黄，皮薄而光亮，胸闷气短，食欲不振。舌质胖嫩，苔薄白或薄腻，也有齿痕，脉缓滑无力。

肾虚妊娠水肿的症状为：面浮肢肿，下肢尤甚。按之，没指，心悸气短，下肢逆冷，腰酸无力。

气滞妊娠水肿的症状为：妊娠三四个月后，先由脚肿，渐及于腿，皮色不变，随按随起，苔薄腻，脉弦滑。

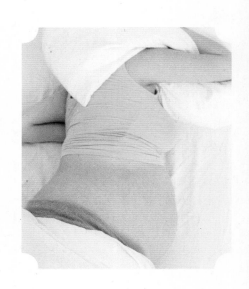

孕妈妈水肿的处理

妊娠期出现的水肿是怀孕引起的生理反应，不用害怕。一般情况下，轻微水肿只要注意休息，坐、卧时将双腿抬高，少吃含盐过高的食物，水肿就可以减轻和消失。

孕期水肿的食疗方法

发生孕期水肿的孕妈妈的饮食要以清淡为主，不要吃过甜或过咸的食物，要多食用虾、鸡胸脯肉、大豆、玉米、葵花子、番茄、冬瓜、柚子、草莓、西瓜等食物。

黑豆红枣粥

◉ 原料

黑豆、红枣各50克，糯米100克

◉ 调料

红糖适量

◉ 做法

① 将糯米、黑豆淘洗干净，浸泡一夜备用，红枣洗净去核。

② 将糯米、黑豆放于锅内，加1500毫升清水烧开，改用小火熬煮。

③ 待米粒开花时放入红枣，继续煮到米、豆烂熟成粥，再调入红糖即可。

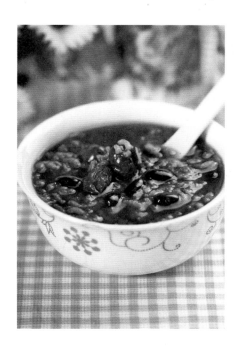

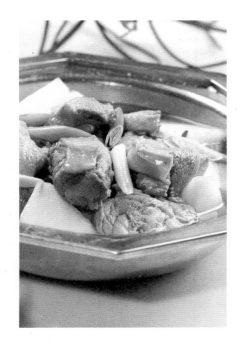

冬瓜炖鸭

◉ 原料

冬瓜450克，鸭肉500克，枸杞10克，青蒜段少许，姜片适量

◉ 调料

盐适量

◉ 做法

① 冬瓜去皮切大块，枸杞泡发备用。

② 鸭肉洗净，剁成块，入沸水中焯烫4分钟，捞出再冲水。

③ 锅中再放水烧开，下入鸭块、姜片炖煮30分钟，加入冬瓜块，煮至沸后转小火再炖30分钟，加入枸杞、青蒜段，继续煮至鸭块熟烂后加盐即可。

🍽 鱼头黄芪汤

◉ 原料

鱼头500克，黄芪50克

◉ 调料

黄酒、醋、盐、味精、香油各适量

◉ 做法

① 将鱼头洗净、去鳃，黄芪洗净切成片。

② 黄芪、鱼头同放入砂锅中，注入适量清水，烧开后，捞出浮沫，加入黄酒、醋和盐。

③ 用小火炖至软烂，拣出黄芪，放入味精，淋入香油即可。

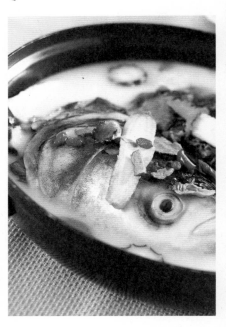

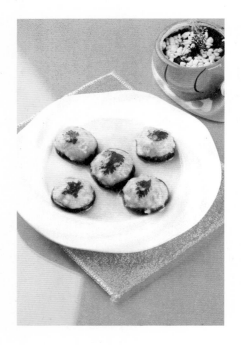

🍽 鲜菇蒸虾盏

◉ 原料

鲜香菇70克，虾泥60克，香菜叶少许

◉ 调料

盐2克，胡椒粉少许，生粉12克，黑芝麻油4毫升，水淀粉、食用油适量

◉ 做法

① 虾泥加盐、胡椒粉、水淀粉拌匀，制成虾胶；香菇焯烫；摆盘，撒上生粉拍匀。

② 放适量虾胶，抹匀，放香菜叶，制成虾盏，放入蒸盘中摆好并放入大火烧开的蒸锅中，蒸约3分钟至食材熟透，关火，取出虾盏。

③ 用油起锅，注水烧热，加盐、水淀粉、黑芝麻油，搅匀，制成味汁，浇在虾盏上即成。

六、妊娠糖尿病

对糖尿病的认识

妊娠糖尿病是指原来并没有糖尿病的女性，在妊娠期间却发生葡萄糖耐受性异常，其发生率为1%~5%，主要是由于孕妈妈体内分泌的肾上腺皮质等激素能够和胰岛素对抗，胎盘也会分泌一些抗胰岛素的物质，这使得胰岛功能失调，从而导致孕妈妈罹患妊娠糖尿病。

妊娠糖尿病对孕妈妈的伤害非常大。受孕妈妈的影响，妊娠糖尿病可能引起胎儿先天性畸形、新生儿血糖过低猝死、早期破水、早产，胎儿可能在子宫内因为缺氧而死在腹中。

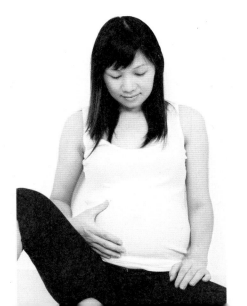

妊娠糖尿病患者应如何安排饮食

控制饮食是治疗妊娠糖尿病的主要方法，妊娠糖尿病患者的饮食应注意如下几点：

❀ 不要食用含糖量高的食物，否则会导致血糖过高，加重孕妈妈的病情或产生巨大儿。

❀ 适当地增加糖类的量，蛋白质的供给也要充足，要与妊娠期相同的正常孕妈妈的每日的蛋白质的进食量基本相同或略微高一点。

❀ 每天进食4~6次，睡觉前必须进食1次，以保证供给胎儿的需要，防止夜间发生低血糖，还要多食用一些豆制品，增加植物蛋白质。

❀ 每天吃一个含糖量较少的水果，如柚子、苹果、橘子、猕猴桃等；也可吃一些番茄、黄瓜，吃水果的时间应安排在两餐之间。

食材推荐

肉类及动物内脏、蔬菜、豆腐、鸡蛋、水果等。

🍴 豆腐番茄鸡蛋汤

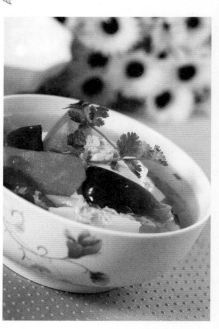

◉ 原料

豆腐300克，平菇150克，番茄1个，鸡蛋1个，葱花、姜片各6克

◉ 调料

香油、盐、味精、生抽、胡椒粉各少许

◉ 做法

① 将豆腐洗净后切成片状，番茄洗净切片，鸡蛋打散，平菇洗净并撕成小片备用。

② 锅中注入水烧沸，放入豆腐、平菇、姜片，调入盐、香油、胡椒粉、生抽煮至豆腐熟。

③ 下入番茄片煮约2分钟，淋入鸡蛋液，煮沸后撒入葱花，加入味精即成。

🍴 猪肝大豆粥

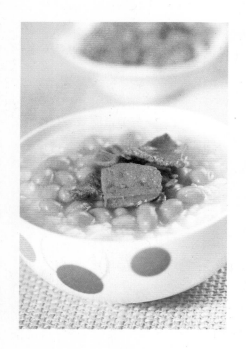

◉ 原料

大豆、猪肝各100克，大米80克，姜丝适量

◉ 调料

盐、鸡精、香油各适量

◉ 做法

① 大豆拣去杂质，淘净，浸泡3小时，猪肝洗净切片，加盐、姜丝腌渍片刻，大米淘净。

② 锅中注入适量清水，下入大米、大豆以旺火煮至大豆熟烂。

③ 下入猪肝熬煮熟，加鸡精、盐调味，淋上香油即可。

虾干菠菜

◉ 原料

鲜虾150克，菠菜200克

◉ 调料

食用油、香油、盐、料酒各少许。

◉ 做法

① 将虾去虾线、壳洗净。

② 菠菜洗净泥沙，入沸水中焯熟后挤干水分，切成段。

③ 炒锅放油烧热，下入虾仁加少许料酒炒至变色，加入菠菜段，再加盐调味，淋入香油即可。

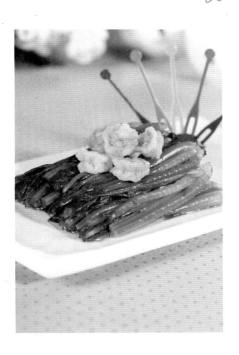

上汤娃娃菜

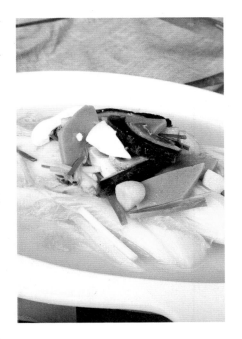

◉ 原料

娃娃菜400克，熟鸡蛋1个，火腿肠适量，皮蛋1个，上汤300毫升，葱、蒜各少许

◉ 调料

食用油适量，水淀粉、盐各少许

◉ 做法

① 娃娃菜洗净，一棵对切成4瓣，熟鸡蛋去壳后切小块，皮蛋去壳后切小块，火腿肠切成菱形片。

② 热油起锅，葱、蒜爆香，下入娃娃菜翻炒几下，放入火腿片、鸡蛋、皮蛋翻炒匀，倒入上汤，盖上盖焖煮一会儿。

③ 汤汁微干时加水淀粉勾芡，加盐调味即可。

七、下肢静脉曲张

👣 对下肢静脉曲张的认识

孕妈妈在妊娠期，下肢和外阴部静脉曲张是常见的现象，而且会随着妊娠月份的增加而逐渐加重。静脉曲张表现为孕妈妈的小腿、大腿及外阴处静脉扩张突出，腿部皮肤呈现蓝色或红色，宛如蚯蚓样伏在皮肤上，或者像树瘤般的硬块结节。站立的时间越长就越感到不舒服，当静脉曲张发生在外阴时，孕妈妈一坐便会疼痛而备感困扰。

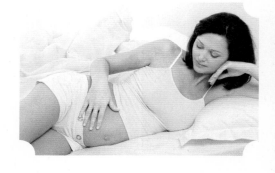

👣 静脉曲张的原因及预防措施

出现静脉曲张是由于孕妈妈体内内分泌的作用，使静脉发生了变化，静脉瓣膜的功能和血管周围肌肉的保护作用受到破坏。随着子宫的增大，流向子宫的血流量也会增多，这时静脉压力就会升高，下腔静脉的压力也会相应地升高，从而导致静脉壁扩张而扭曲，这样就形成了静脉曲张。

👣 预防静脉曲张要点

孕妈妈要适度运动，有助于血液循环，不要穿高跟鞋或长筒靴；不要提过重的物品；减少增加腹部压力的因素，去厕所的时间不宜过长。将体重控制在健康范围之内。

👣 食材推荐

鳗鱼、萝卜叶、菠菜、茼蒿、芦笋、小麦胚芽、杏仁、芝麻等。

🍴 健康蔬菜汤

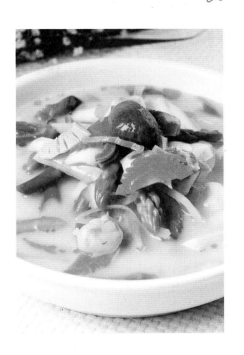

◉ 原料

芦笋100克，草菇、虾仁、胡萝卜、白菜、莴笋、百合、火腿各少许，高汤适量

◉ 调料

香油、盐、鸡精各少许

◉ 做法

① 芦笋洗净切段。
② 草菇、虾仁、百合洗净备用，胡萝卜洗净切片，莴笋、白菜、火腿均切成丝。
③ 锅中放入高汤烧开，下入所有食材，煮至熟后加盐、鸡精、香油即可。

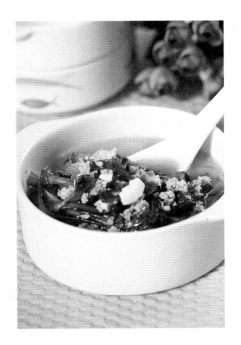

🍴 上汤茼蒿

◉ 原料

茼蒿300克，咸鸭蛋1个，皮蛋1个，肉末50克，姜末、蒜末各少许

◉ 调料

食用油、上汤、盐、味精各适量

◉ 做法

① 茼蒿洗净，咸鸭蛋、皮蛋去壳切粒。
② 锅中加水烧开，下入盐、油、茼蒿，稍焯后，捞出装入碗中。
③ 锅中放油，将肉末、姜末、蒜末炒香，加入上汤、皮蛋粒、咸鸭蛋粒、盐、味精烧沸，浇淋在茼蒿上即可。

芦笋板栗炒核桃

◉ 原料

芦笋150克，板栗300克，核桃肉250克，土豆150克

◉ 调料

植物油、盐各少许

◉ 做法

① 在板栗顶划出十字，入锅中煮熟，捞出去壳。

② 核桃肉入水中煮熟，芦笋洗净切段，备用。

③ 土豆去皮洗净，切成条，入沸水中焯烫，捞出沥干水分。

④ 锅中放油烧热，下入土豆条、芦笋、板栗和核桃肉，一起翻炒至熟，可加少许水，最后加盐调味即可。

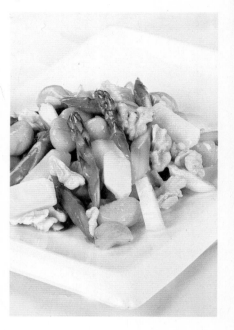

香菜炒豆腐

◉ 原料

香菜100克，豆腐300克，蒜末、葱段各少许

◉ 调料

盐2克，鸡粉2克，生抽5毫升，水淀粉8毫升，食用油适量

◉ 做法

① 洗净的香菜切成段；洗好的豆腐切成小方块，余烫。

② 用油起锅，放入蒜末、葱段，爆香；倒入焯好的豆腐，注入少许清水，加入生抽、盐、鸡粉，炒匀；放入切好的香菜，拌炒匀；倒入适量水淀粉勾芡，盛出即成。

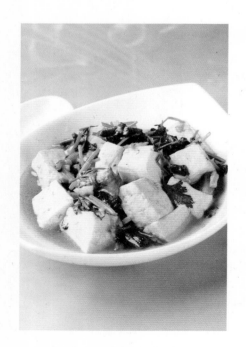

八、腹胀、腹痛

妊娠后，由于孕妈妈的肠蠕动功能减弱，而且随着妊娠月份的逐渐增加，子宫也慢慢变大，从而造成了对其他脏器的压迫，这就导致了孕妈妈容易发生腹胀、腹痛。随着孕妈妈的身体逐渐适应增大的子宫，这种疼痛一般会随着怀孕的周数增加而逐渐消失，所以妊娠中期轻微的腹痛孕妈妈不用担心。

妊娠早期腹胀、腹痛

孕妈妈在妊娠3个月左右时，容易发生下腹疼痛，其发生原因可能是孕妈妈在妊娠3个月时子宫明显增大，造成盆腔韧带被牵拉，若是行走过多或体位变动时，则会引起下腹部疼痛。此种腹痛要注意休息，不可过累，并在睡眠及休息时注意适当变换体位，疼痛就会缓解。症状严重或有其他症状，应及时去医院检查并治疗。

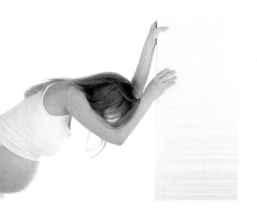

妊娠晚期腹胀、腹痛

一些孕妈妈在孕晚期下腹两侧经常会有抽痛的感觉，尤其在早晚上下床之际，总会感到一阵抽痛，这种抽痛一般是因为子宫圆韧带拉扯而引起的抽痛感，这是正常现象，并不会对怀孕过程造成危险。但是，如果下腹感觉到规则的收缩痛，就要怀疑是不是由于子宫收缩引起的，应该尽快到医院就诊，检查是否会出现早产。确为有早产预兆的，则应在医院接受治疗。在妊娠期还有很多异常状况都会引起孕妈妈腹胀、腹痛，如宫外孕、葡萄胎、胎盘早剥、羊水过多症等。

食材推荐

猪瘦肉、猪腰、动物肝脏、豆制品、酸奶、糙米、酵母等。

##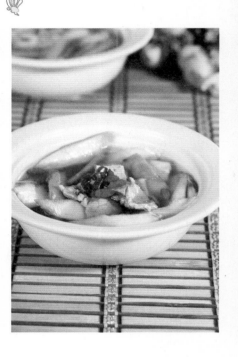

🍽 丝瓜瘦肉汤

◉ 原料

丝瓜200克，干竹荪20克，猪瘦肉50克，枸杞子5克，鲜鸡汤500毫升，葱段、姜片各少许

◉ 调料

盐、胡椒粉各适量

◉ 做法

① 将干竹荪泡开切长段，枸杞泡发备用。

② 丝瓜去皮洗净切条，猪瘦肉洗净切薄片。

③ 鲜鸡汤倒入锅中烧开，下入竹荪煮20分钟，再加入枸杞、瘦肉、丝瓜、葱段、姜片同煮15分钟至熟，加入盐、胡椒粉调味即可出锅。

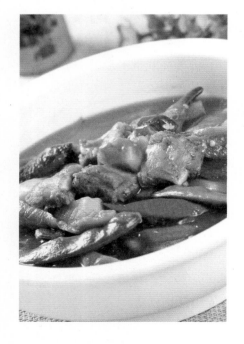

🍽 东北乱炖

◉ 原料

猪排骨250克，五花肉150克，茄子150克，油豆角100克，番茄1个，土豆100克，青、红尖椒各1个，姜、蒜各少许

◉ 调料

植物油、盐、生抽、醋各适量

◉ 做法

① 油豆角去筋切短段，土豆去皮，与剩余原料均洗净切块。

② 热油起锅，爆香姜、蒜，加五花肉和排骨炒出油，加油豆角、茄子、土豆、番茄炒匀。

③ 加入适量水，炖煮10分钟，改小火，加入青、红尖椒块和剩余调料，再炖10分钟即可。

核桃豆浆

◉ 原料

水发大豆120克，核桃仁40克

◉ 调料

白糖15克

◉ 做法

① 取榨汁机，选择搅拌刀座组合，倒入洗净的大豆，注水，榨成细末状，滤取豆汁；取榨汁机，选择搅拌刀座组合，放入洗净的核桃仁，注入豆汁，榨成生豆浆。

② 砂锅置火上，倒入拌好的生豆浆，大火煮沸，掠去浮沫；加白糖搅匀，用中火续煮片刻，至白糖溶化；关火后盛出即成。

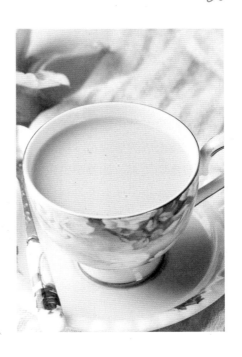

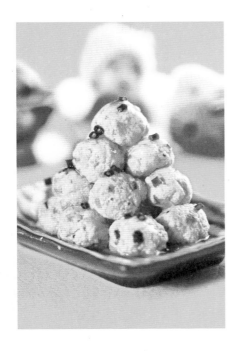

风味小丸子

◉ 原料

猪肉馅400克，黄瓜100克，胡萝卜、泡发木耳各60克，蛋清1份

◉ 调料

食用油、盐、淀粉、番茄酱、醋、料酒、味精、酱油各适量

◉ 做法

① 猪肉馅中加入蛋清、酱油拌匀，捏等大小丸子，入烧沸的油锅中炸至金黄，捞出沥油。

② 黄瓜、胡萝卜洗净切片，木耳洗净撕小朵。

③ 锅中放入少许油烧热，下入木耳、胡萝卜片和黄瓜片翻炒匀，倒入肉丸子，加入剩余的调料，翻炒至肉丸均匀裹上番茄酱即可。

九、妊娠黄褐斑

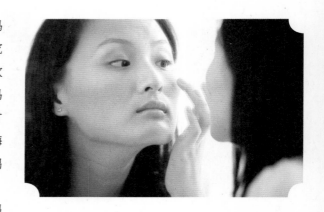

怀孕后，爱美的准妈妈总担心黄褐斑的出现。有研究表明：黄褐斑的形成与孕期饮食有着密切关系，如果孕妈妈的饮食中缺少一种名为谷胱甘肽的物质，皮肤内的酪氨酸酶活性就会增加，从而出现黄褐斑。为了减少黄褐斑的出现，下面介绍几种食物对防治黄褐斑有很好的疗效。

猕猴桃：猕猴桃中富含食物纤维、维生素C、B族维生素、维生素D、钙、磷、钾等营养素，其中的维生素C能够有效地抑制皮肤内多巴醌发生氧化作用，能使皮肤中深色氧化型色素转化为还原型浅色素，从而干扰黑色素的形成，预防色素沉淀，保持皮肤白皙。

柠檬：随着孕妈妈体内过氧化物的逐渐增多，极易诱发黑色素沉着，而柠檬中所含的枸橼酸则能有效防止皮肤色素沉着。孕妈妈食用柠檬或使用柠檬制成的沐浴液洗澡，就能使皮肤滋润光滑。但柠檬味道极酸，不宜多吃，否则会损伤牙齿。

大豆：大豆中所富含的维生素E能破坏自由基的化学活性，不仅能抑制皮肤衰老，而且还能防止色素沉着于皮肤。孕妈妈若经常食用用大豆熬制的甜汤，就能有效地消除黄褐斑。

谷皮类食物：谷皮类食物中含有丰富的维生素E，能够有效抑制过氧化物质产生，从而起到干扰黑色素沉淀的作用。

各类新鲜蔬菜：各类新鲜蔬菜含有丰富的维生素C，具有消褪色素的作用。其代表有番茄、土豆、花菜等。瓜菜中的冬瓜、丝瓜等对孕妈妈有一定的美白功效。

牛奶：牛奶有改善皮肤细胞活性、延缓皮肤衰老、增强皮肤张力、刺激皮肤新陈代谢的作用。

雪梨甜豆炒百合

⊙ 原料

雪梨1个，甜豆200克，鲜百合1个，南瓜150克，柠檬半个

⊙ 调料

植物油、盐、味精、水淀粉各少许

⊙ 做法

① 雪梨削皮去核切成小块，甜豆洗净切小段，鲜百合瓣开洗净，南瓜去皮切片，柠檬挤汁备用。

② 将除柠檬外的所有原料分别焯烫。

③ 锅中放入油烧热，下入甜豆、南瓜、百合、雪梨，调入盐、味精炒2分钟，用水淀粉勾芡，淋入柠檬汁后即可出锅。

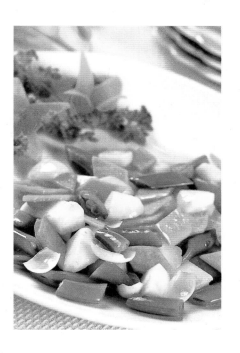

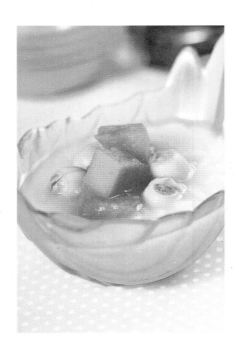

木瓜莲子粥

⊙ 原料

大米90克，莲子、木瓜各适量

⊙ 调料

白糖2克

⊙ 做法

① 莲子洗净，加水浸泡1小时备用。

② 将莲子、大米放入砂锅中，加入适量清水，烧开后转小火炖至莲子、大米熟软。

③ 加入木瓜、冰糖再炖15分钟即可。

🍴 番茄竹荪煮蛋白

◉ 原料

番茄350克，竹荪15克，鸡蛋3个，葱花适量

◉ 调料

食用油、盐各少许

◉ 做法

① 番茄洗净去皮切块，竹荪泡软切段，入沸水中焯熟备用。

② 鸡蛋取蛋白打散，入锅中炒至凝固成块，盛出待用。

③ 锅中放油烧热，下入番茄块炒至出汁，加少许水，放入竹荪段、蛋白，煮3~4分钟后加盐调味，撒入葱花即可出锅。

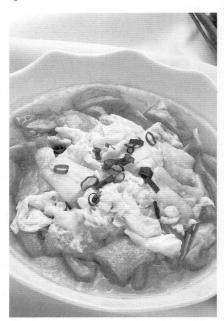

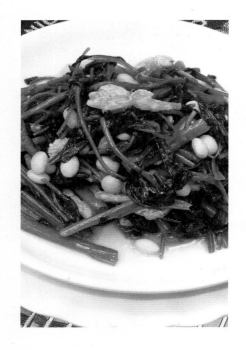

🍴 海米大豆炒空心菜

◉ 原料

海米（虾米）50克，大豆100克，空心菜200克

◉ 调料

食用油、盐、鸡精各适量

◉ 做法

① 海米用水浸泡1小时，捞出沥干，大豆用水浸泡6小时煮熟备用；

② 空心菜洗净，去掉根和老叶，切成长段；

③ 锅中倒入适量食用油，将海米爆香，放入空心菜，大火翻炒至空心菜断生，倒入煮熟的大豆一起翻炒，最后加入盐、鸡精炒匀即可。

十、孕期失眠

对孕期失眠的认识

随着妊娠月份的增长，孕妈妈的负担越来越重，有些孕妈妈多年以来的睡眠习惯会发生变化，再加上一些其他因素，许多孕妈妈夜间总是失眠，有的睡觉时爱做梦。特别是那些信心不足的孕妈妈，总是担心宝宝不健康或出生后不聪明等。尤其临近产期，有时不规律宫缩、胎动也会干扰孕妈妈入睡。当孕妈妈白天活动，晚间又欲睡不能时，精神、体力消耗会很大，一旦临产，则会因疲乏而引起宫缩无力、产程延长等异常情况。

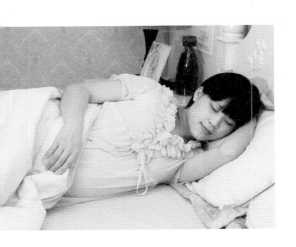

解除失眠的方法

孕妈妈每天的睡眠时间应该保持在8小时以上，并且还要注意睡眠的质量。若孕妈妈夜间难以入眠，可用以下应对方法：注意保持室内安静、整洁、舒适，而且空气要新鲜；睡觉前2个小时之内不要大吃大喝，也不要饮用有刺激性的饮料；睡前用温水泡泡脚。

当孕妈妈失眠的时候，准爸爸不要独自入睡，应该给她做做按摩，具体方法是准爸爸用双手的食指推抹孕妈妈的前额，或用拇指推擦太阳穴，反复进行30次左右。

孕妈妈要均衡膳食结构，多吃水果和蔬菜，多补充钙，少吃动物性蛋白质、精水淀粉，这样可以减少血液酸碱度的不平衡问题，避免半夜腿抽筋，影响睡眠质量。

食材推荐

南瓜、豆腐、甘蓝类、花生、柠檬、鱼、猪肝、百合、小米等。

🍽 金玉鳕鱼粒

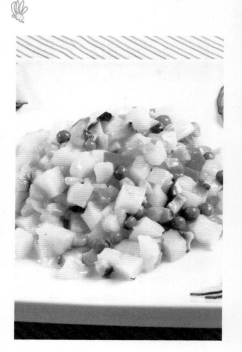

⊙ 原料

玉米粒100克，青豆、胡萝卜、鲜香菇各50克，
鳕鱼250克

⊙ 调料

橄榄油、盐、料酒、淀粉各少许

⊙ 做法

① 鳕鱼洗净去骨刺，切成丁，加淀粉、料酒腌渍一会儿。
② 青豆、玉米粒洗净，胡萝卜、鲜香菇洗净切丁，均入沸水中焯熟。
③ 锅中放油烧热，下入鳕鱼肉翻炒均匀，倒入焯好的玉米、青豆、胡萝卜、香菇丁，翻炒均匀后加盐调味即可。

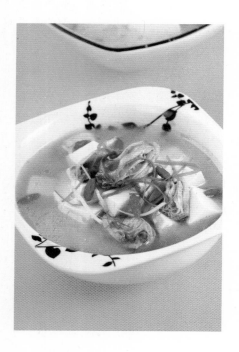

🍽 枸杞牡蛎豆腐汤

⊙ 原料

牡蛎200克，豆腐250克，高汤适量，枸杞10克，姜丝、葱丝各少许

⊙ 调料

盐、香油各适量

⊙ 做法

① 豆腐洗净，切成小方块，枸杞泡发备用。
② 牡蛎加少许盐抓洗，再用清水冲净，沥干水分备用。
③ 高汤倒入锅中烧沸，加入枸杞、豆腐、牡蛎、姜丝煮熟，加盐调味，淋入香油，撒入葱丝即可出锅。

🍴 枸杞猪肝汤

⊙ 原料

猪肝250克，枸杞50克，葱段、姜片各15克

⊙ 调料

植物油、料酒、盐、胡椒粉、味精各适量

⊙ 做法

① 猪肝洗净切成片，枸杞洗净。

② 将炒锅置火上，倒入油烧热，放入猪肝、葱段、姜片煸炒，加入料酒、盐炒匀。

③ 加入适量清水，放入枸杞煮至猪肝熟透，加入胡椒粉、味精调味即成。

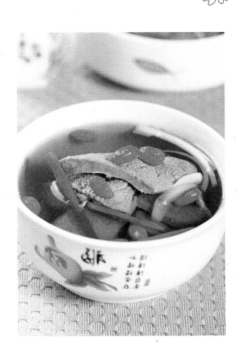

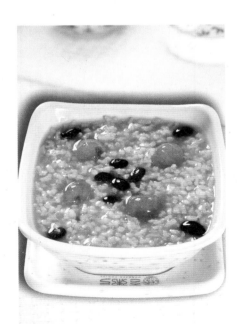

🍴 安神粥

⊙ 原料

桂圆30克，红豆30克，粳米100克

⊙ 调料

红糖适量

⊙ 做法

① 桂圆去壳洗净，红豆淘净后浸泡1小时。

② 粳米淘洗净，加入适量水浸泡半小时。

③ 将粳米、红豆放入锅中，加入适量清水，烧开后加入桂圆，一起熬煮至米烂粥稠，最后加入红糖调味即成。

十一、孕期牙痛及出血

对孕期牙痛及出血的认识

怀孕后，在体内大量雌激素的影响下，从妊娠第8～12周起，孕妈妈口腔就开始出现一些变化，如齿龈充血、水肿以及牙龈乳头肥大增生，触之极易出血。由于这些变化，口腔对一些致病细菌以及有害物质的抵抗力下降，如果这时再不注意口腔及牙齿的卫生，让食物碎屑堆留在牙齿基部周围的缝隙内，细菌便得以繁殖，就会导致牙痛、出血，甚至患上牙龈炎。

口腔治疗的最佳时间

孕妈妈如有牙病应在孕前就治疗好。如果是轻微牙病，则应维持到产后再处置。在孕期只要坚持经常漱口、刷牙就可以了。若在妊娠期必须拔牙，则拔牙的时间要选择在妊娠中期，因为妊娠早期治疗有可能引起流产，晚期胎宝宝的发育进入了关键时期，很多药物以及麻醉剂都不能使用。

口腔保健的方法

首先，孕妈妈要坚持早、晚刷牙，可以适当地使用一些含氟牙膏，进食后及时清除口腔内的食物残渣，防止细菌在口腔内繁殖。其次要保证营养平衡，要补充充足的蛋白质、维生素和一些矿物质，多吃鸡蛋、肉类、豆制品和富含维生素的水果和蔬菜等，这对胎儿牙齿和骨骼的发育也有好处。

食材推荐

牛蒡根、地黄、生菜、芹菜、生姜、莴笋、黑米、奶酪、酸奶等。

芋头青菜钵

◉ 原料

芋头200克，盖菜叶100克，鸡汤适量

◉ 调料

香油、盐、味精各少许

◉ 做法

① 将芋头煮熟，去皮后切成厚片。
② 盖菜叶洗净，切碎。
③ 将芋头和鸡汤一同煮沸，加入盖菜叶，加香油、盐、味精后即可盛入钵中食用。

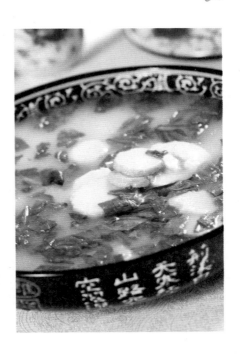

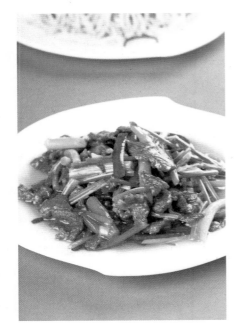

香芹牛肉

◉ 原料

香芹150克，新鲜牛肉250克，红椒1个，葱末、姜末各适量

◉ 调料

植物油、盐、蚝油、料酒各少许

◉ 做法

① 香芹洗净，切成段；红椒去子洗净切条。
② 牛肉洗净切成片，入油锅中滑油，盛出备用。
③ 锅中留油烧热，爆香葱末、姜末，下入芹菜段、红椒条、牛肉片，翻炒均匀后加剩余调料，炒至入味即可出锅。

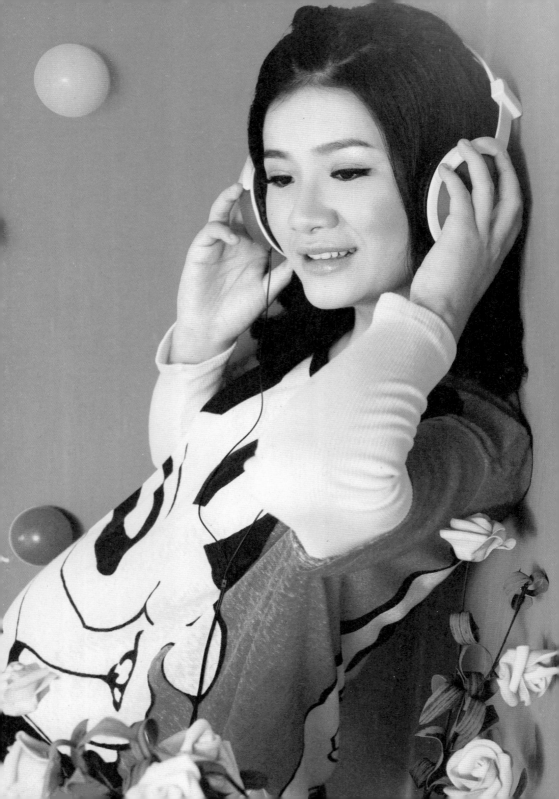

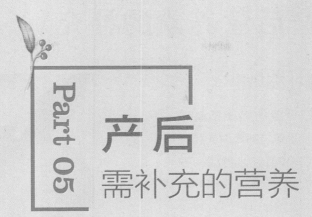

Part 05
产后
需补充的营养

　　妈妈肚子中的"大皮球"终于落地了！分娩会让孕妈妈损耗大量的精力和体力，还会带走孕妈妈体内的营养物质。有原则、讲方法、有选择地补充营养物质很重要，孕妈妈的健康好身体要靠养！

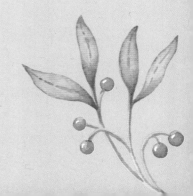

一、产后营养素的补充

1.产后补充热量

产妇每日需要的热能要高达12600～16800千焦，哺乳期乳汁分泌量每日平均800毫升。考虑到哺育婴儿的操劳及产妇基础代谢的增加，中国营养学会建议产妇应每日较正常女性增加热量的摄入。衡量产妇摄入热量是否充足，应以泌乳量与产妇体重为依据。泌乳量应能使婴儿饱足，而产妇应逐步恢复至孕前体重。

糖类是我国人民饮食中最主要的热量来源，因此产妇宜多吃含糖丰富的食物，如面、大米、小米、玉米等。产妇每日需要的高热量单靠糖类是远远不能满足的，还需要摄入羊肉、瘦猪肉、牛肉、鸡肉等动物性食物和坚果类食物，如核桃仁、花生米、芝麻、松子等。

2.产后补充适量脂肪

婴儿的生长发育要求乳汁中有充足的脂肪，必需脂肪酸可促进乳汁的分泌。乳汁中必需脂肪酸对于婴儿脂溶性维生素的吸收和中枢神

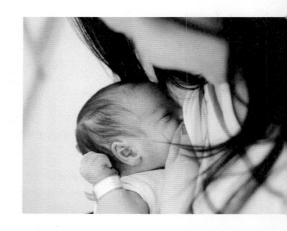

经的发育有促进作用。母乳的脂肪含量在一天之内和每次哺乳期间均有变化，每次喂哺过程的中后段，其乳中脂肪含量较前段乳汁中的含量高。膳食中脂肪的种类可影响乳汁的脂肪成分，如摄入含多种不饱和脂肪酸的植物油较多，则乳汁中亚油酸的含量也高。我国营养学会推荐乳母每日膳食脂肪量应以其能量占总热量的20%～25%为宜。膳食中含有高脂肪的食物品种很多，可结合产妇的口味搭配选用。

3.产后补铁

我国成年女性每日需要摄入15毫克铁，孕期及哺乳期需18毫克铁。

一般膳食每日可以提供15毫克左右的铁，但人体只能吸收其中的十分之一，其余来自体内血红蛋白分解后释放出的铁重新被人体吸收和利用。妊娠由于扩充血容量及胎儿需要，约半数孕妇易患缺铁性贫血，分娩时又因失血丢失约200毫克的铁，哺乳时从乳汁中又要失去一些，因此，产后充分补铁是很重要的。

同时，食用含铁多的食物时最好不要同时食用含草酸或鞣酸高的菠菜、苋菜、鲜笋和饮用浓茶，以免结合成不溶解的盐类，妨碍铁吸收。

4.产后补钙

产妇应注意补充钙。因为100毫升的乳汁中含钙34毫克，如果产妇每日泌乳1000～1500毫升，就要

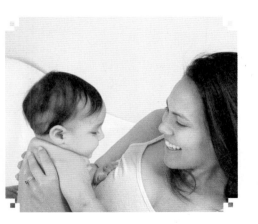

失去500毫克左右的钙。如果产妇的膳食中缺钙，不仅影响婴儿的骨骼和牙齿发育，还会动用自身的"钙库"(骨骼)里的钙，而导致产妇骨质疏松。

5.产后补碘

哺乳女性碘营养对婴幼儿的脑发育十分重要。乳腺有浓集碘的功能，可以保证婴儿摄取到足量碘，这体现了母亲对婴儿的保护功能。

如果哺乳期供碘不足，初期由于乳腺浓集碘而优先保证了婴儿的碘供应，而后产妇自身就会缺碘，随着缺碘时间延长，乳汁中碘含量越来越少，最终造成婴儿碘缺乏，从而影响了婴儿的脑发育以及全身的生长发育。

一些未采用母乳喂养婴儿的母亲尤其要注意对孩子补充碘。婴儿与其他人群不同，他们每日对碘的摄入量应大于排出量，才能满足其甲状腺储备碘逐渐增加的需求。

世界卫生组织推荐婴幼儿的每日碘摄入量为0～1岁为50微克，2～6岁为90微克。哺乳女性同孕妇一样每日碘摄入量应高于200微克。

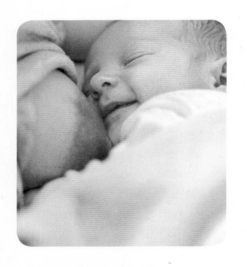

6.产后补充维生素

乳母维生素A的摄入量可以影响乳汁中维生素A的含量，因为维生素A可以少量通过乳腺进入乳汁，通过膳食补充维生素A可提高乳汁中维生素A的含量，但膳食中维生素A转移到乳汁中的数量有一定限度，超过一定限度则乳汁中含量不按比例增加。我国营养学会建议，乳母每日膳食维生素A的摄入量为1200微克，比普通妇女增加了400微克。动物肝脏、鱼肝油、奶类、胡萝卜、深色蔬菜、水果是维生素A的良好食物来源。

维生素D几乎不能通过乳腺，所以，乳汁中维生素D含量很低。应注意给婴儿额外补充维生素D或多晒太阳，以满足婴儿对维生素D的需要，促进钙的吸收利用，防止佝偻病的发生。我国营养学会建议，乳母每日膳食维生素D的摄入量为10微克。海甲鱼、动物肝脏、蛋黄、鱼肝油中维生素D含量丰富。

多数水溶性维生素可通过乳腺进入乳汁，乳汁中的含量可随乳母膳食摄入量而改变。但乳腺又可调节其含量，当乳汁中含量达到一定程度就不再增加。此外，充足的维生素B_1有促进乳汁分泌的作用。

未精制的粮谷类、豆类、瘦肉类、动物内脏含维生素B_1丰富；动物内脏、肉类、奶类、蛋黄、豆类、绿叶蔬菜含维生素B_2丰富；肝脏、肉、蛋、奶、鱼类含维生素B_{12}丰富；新鲜蔬菜、水果，如青椒、番茄、菜花、柑橘、山楂、猕猴桃等含维生素C丰富。

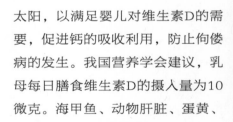

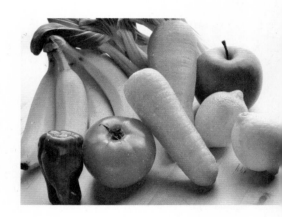

二、产后饮食原则

1.产后要少吃多餐

为了让产后疲劳的内脏充分吸收营养，产妇应尽量少吃多餐(1日进食量可分为5~6次最为恰当)。这是因为餐次增多有利于食物消化吸收，保证充足的营养。产后胃肠功能减弱，蠕动减慢，如一次进食过多过饱，反而会增加胃肠的负担，从而减弱胃肠功能。如采用多餐制则有利胃肠功能恢复，减轻胃肠负担。特别是产后2周内，吃完东西就得马上躺上床，以避免消化不良和胀气。

2.产后宜干稀搭配

每餐食物应做到干稀搭配。干者可保证营养的供给，稀者则可提供足够的水分。母乳中含有大量水，哺乳后乳母则需要水来补充，从而有利于乳汁的分泌；产后失血伤津，亦需要水分来促进母体的康复；饮用水分多，还可防止产后便秘。食物中干稀搭配较之于单纯喝水和饮料来补充水分要好得多。这是因为食物中的汤汁既有营养，又可以增加食欲，而单纯饮水会冲淡胃液，降低食欲。除喝汤外还可以饮用果汁、牛奶等。

3.注意红糖和白糖的搭配

产妇食用红糖一直被人们认为是理所当然的，并在民间广泛沿用。那么为什么不用白糖呢？其实，红糖、白糖各有特点。

从来源讲，红糖、白糖都是从甜菜或甘蔗中提取的。红糖含葡萄糖和膳食纤维较多，有活血化瘀的作用，有助于产后子宫的收缩和恶露的排出。所以，产后饮用红糖水或在食物中加红糖，有益于健康。

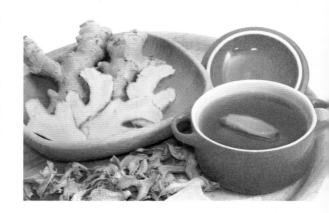

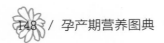

白糖所含杂质少，纯度高，性平，可润肺生津。因此，在夏季分娩的产妇或产褥的中晚期，食用白糖也很适合，尤其对一些伴有发热、汗多、手足心潮热、阴道流血淋漓不断、口渴咽干等症的产妇更适合。由此可见，产后能合理搭配食用红糖、白糖，更有利于产妇身体的恢复。

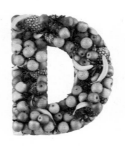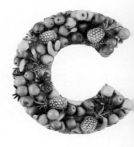

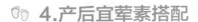 4.产后宜荤素搭配

人体需要的营养是多方面的，应该荤素搭配，以摄入全面的营养物质。

月子里一般的习惯是以摄入鸡、鱼、蛋、肉为主，如果荤食过量，则不利于胃肠蠕动，会影响消化，降低食欲。素食里含有大量膳食纤维，能促进胃肠蠕动，促进消化，防止便秘。因此荤素搭配既能保证营养的均衡摄取，又可以预防疾病的发生。

5.饮食要清淡

一般人认为月子里饮食以清淡为宜，即不放调料，其实这种观点并不正确。从科学角度讲，月子里的饮食应清淡适宜，调料使用应少

于一般人的量，盐也以少放为宜，但并不是不放或过少。

食物中放调料除能增加胃口、促进食欲外，对产妇身体康复也有帮助。从中医学观点来看，产后宜温不宜凉，温能促进血液循环，寒则凝固血液。在月子里身体康复过程中，有恶露需要排出体外，也有瘀血存留在体内，如果食物中加用少量葱、姜、蒜、花椒及料酒等性多偏温的调味品则可防止血凝，有利恶露、瘀血排出体外。盐的用量应根据具体情况而定，如果产妇在孕后期水肿明显，产后最初几天以少放盐为宜，如孕后期无明显水肿则无须淡食。

6.产后饮食要精、稀、杂、软

产妇饮食原则，在传统观念中，坐月子期间就是吃得越多越

好，吃得越有营养越好，认为这样既有助于开奶，又能弥补因生产造成的损耗，可促进身体的恢复，其实这种做法是不科学的，产妇饮食营养进补也是很有讲究的，需要遵循一定的原则。

精：饮食要精，是说产后要注意饮食质量，而不要吃得过多。产后饮食过量只会让产妇更加肥胖，对产后恢复没有太多的益处，产妇应根据自己的情况制订饮食方案。

稀：稀就是指饮食中的水分要多一些，产妇需要母乳喂养宝宝，而乳汁的分泌就需要产妇摄入充足的水分，而且此时产妇大多出汗较多，新陈代谢也比较快，因而产妇的饮食中就需要更多的水分，如多喝些汤、牛奶、粥等。

杂：杂是指保证饮食品种的多样化。产后饮食需要保证产妇的膳食平衡，各种营养的搭配。摄入的品种越丰富，产妇获取的营养就越趋于平衡和全面。食物多样化也有利于产妇的恢复和宝宝的成长。

软：产妇的食物应该以稀软为主，产妇要吃的饭最好能煮得软一点，少吃一些油炸、坚硬、带壳的食物，这主要是由于产妇的体力透支，很多人都出现牙齿松动的迹象，过硬的食物不仅对牙齿不好，而且也不利于产妇消化吸收。

7.食用盐、水、醋及动物脂肪要适量

产后食用盐、水、醋、动物性脂肪都不可过量。因为盐在体内会发生凝固水分或血液的作用，因此产后不能多吃。而醋有直接分解脂肪的作用，虽然对减肥有利，但对于产后易疲劳的身体恢复不利，导致肌肉无力及下垂松弛。而通常盐、水、醋和脂肪是互为作用的。所以，在选择食物时，应根据产妇的体质决定，这样才能获得健康并分泌好的母乳。

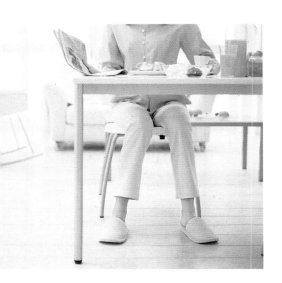

三、产后饮食宜与忌

🐾 1.产后宜吃食材

🔹 产后宜吃小米粥

小米含有丰富的蛋白质、淀粉、脂肪酸等，其中胡萝卜素、铁、锌及维生素B_2含量比大米、白面都要高。小米有健脾胃、滋肾气、除湿热、安眠等作用，对脾胃虚热、反胃呕吐、妇女带下、产后缺乳、产后口渴等病症有很好的疗效。孕妇分娩后喝小米粥，不仅可以补养身体，还可以促进其乳汁的分泌。

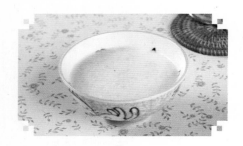

🔹 产后宜多吃鲤鱼

中医认为，凡营养丰富的饮食，都能提高子宫收缩力，帮助去瘀血。鱼类含丰富蛋白质，能促进子宫收缩。鲤鱼还有生奶汁的作用，所以，产后适当多吃些鲤鱼是有道理的。此外，要注意鲤鱼脊上两筋及黑

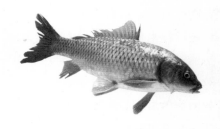

血不可食用，而且鲤鱼忌与鸡肉、绿豆、赤小豆、猪肝同食。

🔹 产后宜吃红枣

红枣中含有丰富的蛋白质、胡萝卜素、维生素、糖类、钙、铁、磷等。新妈妈经常食用红枣可以补身，帮助恢复精力，减少烦躁和郁闷，还可以减轻因心血不足所引起的心跳加速、头晕眼花、失眠等症状。但红枣不可一次食用过量，否则会有损消化功能，引起腹胀、便秘等。

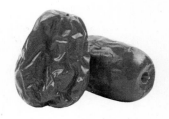

🔹 产后宜吃黑木耳

黑木耳是一种食用菌，具有较

高的营养价值，其中所含的多糖具有免疫特性，有一定的抗癌作用，所含的植物胶质可帮助人体排去纤维物质，使肠胃得到净化，其还含有食物纤维，能起到减肥的作用。产后身体虚弱的新妈妈可以经常食用，它有补血、养血的功效，还可以防止和治疗各种异物造成的肠胃不适病症，但腹泻妈妈要少吃。

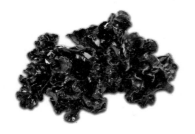

◦ 产后宜多吃鸡肉

鸡肉中含有丰富的营养，其蛋白质含量比牛、猪、羊肉都要多，而脂肪比牛、猪、羊肉要少，产后经常食用有利于产妇强身健体，且鸡肉中所含的脂肪酸多为不饱和脂肪酸，不会使人发胖。同时如果产妇乳汁不足，为了增加乳汁可食用

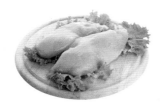

公鸡肉。

◦ 产后宜吃红豆

红豆的主要成分是糖类、蛋白质，还含有丰富的维生素、膳食纤维和多种矿物质。红豆能促进心脏的活化，还能健胃生津、祛湿益气。新妈妈食用红豆有催乳的功效，对产后水肿、小便困难、脚气等也有一定的食疗效果。

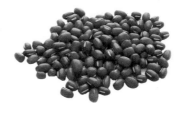

◦ 产后宜吃花生

花生是高能、高蛋白和高脂类的植物性食物，其中含有大量的糖类、多种维生素以及卵磷脂和钙、铁等20多种矿物质，对防治营养不良、预防糖尿病、预防肥胖具有显著作用。花生中含大量的不饱和脂肪酸、不饱和油酸和不饱和亚油酸，这会使食用者排泄亢进，新妈妈经常食用，不但可以降低血胆固醇，同时对防止动脉粥样硬化和冠心病的发生均有效。

◦ 产后宜吃当归

当归是女性的首选保健药材，

能够养血活血、促进血液循环，还能够养护心脏，增加冠状动脉血流量，减慢心率等。新妈妈经常食用当归可以起到镇静、镇痛的作用，当归的水溶性非挥发物质能使子宫收缩加强，有助于产后新妈妈子宫恢复，产后妈妈宜多吃当归。

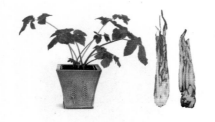

◦ 产后宜吃生姜

生姜是分娩后的最佳良药，所含的姜油酚与姜油醇能抗氧化和预防食物中毒。新妈妈食用生姜有帮助消化、促进胃液分泌、活化新陈代谢的功效。将老姜带皮切片使用，食后能消除分娩后的寒证。

◦ 产后宜吃胡麻油

胡麻油含有丰富的不饱和脂肪

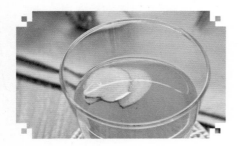

酸、维生素E和亚油酸。胡麻油中的维生素E具有抗氧化作用，具有防止人体老化和抗癌作用，也能调节新妈妈内分泌系统，帮助子宫收缩，增进新妈妈食欲。

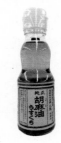

◦ 产后宜吃牡蛎

牡蛎肉质乳白、细嫩、营养丰富，除含有丰富的蛋白质、维生素和糖类等营养成分之外，还含有人体必需的矿物质等营养成分。牡蛎中所含有的锌质有助于美化肌肤、提高免疫功能。多吃牡蛎还能预防新妈妈贫血，使身体尽快恢复正常。

◦ 产后宜吃猪肝

猪肝是新妈妈最理想的补血佳品之一，猪肝含有丰富的蛋白质、胆固醇、维生素、铁、硒等。新妈妈经常食用猪肝可以预防婴儿维生素A的缺乏。但需注意一次不宜食用过多的猪肝，一星期食用一两次较好。

2.产后忌吃食材

分娩后第一周不能吃的食物

产后第一周不能吃的蔬菜：番茄、竹笋、南瓜及其他生的蔬菜；腌渍的食物：腌渍的萝卜、腌白菜、泡菜，酸味强的食物：酸梅、醋、柠檬、蜜柑、葡萄柚；动物性脂肪：奶油、猪油等；冷却过的食物：啤酒、牛奶、果汁。

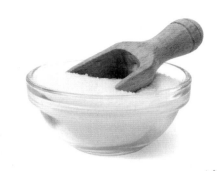

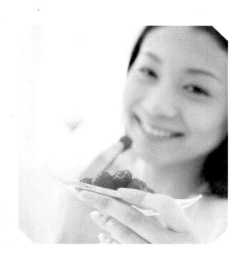

产妇食盐应适宜

盐中含钠，钠是人体必需的物质。如果乳母限制盐的摄入，会影响体内电解质的平衡，不但影响母亲的食欲，而且还会对婴儿的身体发育不利。另一方面，乳母食盐过多会加重肾脏负担，对肾不利，也

会使血压增高。所以，产妇不应过量食盐，也不能忌食盐。

产妇要少吃辛辣、生冷、坚硬的食物

辛辣温燥之物可助内热，使产妇上火，引起口舌生疮、大便秘结或痔疮发作，并且母体内热可通过乳汁影响，使婴儿内热加重。所以产妇在1个月内不宜食用过多的辣椒、大蒜、韭菜、茴香、酒以及油炸类食物。

生冷、坚硬食物易损伤脾胃，影响消化功能，生冷之物还易致瘀血滞留，可引起产后腹痛、产后恶露不尽等。如食坚硬之物，还易使牙齿松动疼痛，所以产后1个月内也要少吃这些食物。

产后不宜滋补过量

不少产妇认为，分娩时身体损耗太大，所以开始大补。其实，产后滋补过度不仅是一种浪费，而且

有损身体健康。

滋补过量容易导致肥胖，而肥胖往往是高血压、冠心病、糖尿病的诱因，还会使产妇奶水中的脂肪含量增高，影响宝宝的健康成长。

● 产后不宜过多吃鸡蛋

医学研究表明，分娩后数小时内，最好不要吃鸡蛋，因为在分娩过程中，体力消耗大，出汗多，体液不足，消化能力也随之下降，如果分娩后立即吃鸡蛋，难以消化，会增加胃肠负担。分娩后数小时内，应以半流质或流质饮食为宜。在整个产褥期间，根据孕、产妇营养标准规定，每天需要100克左右的蛋白质，所以，每天吃鸡蛋两三个就足够了。

● 产妇不宜多喝茶

产后不宜多喝茶。这是因为茶中含有高浓度的鞣酸。鞣酸被黏膜吸收后，会影响乳腺的血液循环，抑制乳汁的分泌，造成奶水分泌不足。鞣酸还可以与食物中的铁结合，影响肠对铁的吸收，从而引起贫血。同时，茶内的咖啡因还可通过乳汁进入婴儿体内，容易使婴儿发生肠痉挛和忽然无故啼哭现象，咖啡因还会使产妇精神兴奋，不易入睡，会影响休息。所以产妇不宜

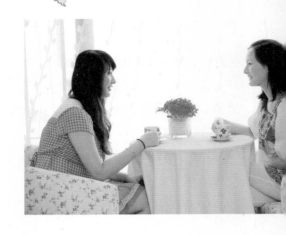

多喝茶。

● 产妇不宜吸烟喝酒

吸烟不仅对常人不利，对产妇和新生儿更不好，对产妇来说，吸烟可以使乳汁减少。对婴儿来说，烟草中的尼古丁、一氧化碳、二氧化碳、焦油、吡啶等会随乳汁进入婴儿体内，影响其生长发育。而且吸烟时呼出的气体直接危害婴儿的健康，容易使婴儿呼吸道黏膜受伤，引起呼吸道感染、抵抗力下降。

酒中含有酒精，进入乳汁后也会影响婴儿的生长发育，特别是产妇大量饮酒后，可使婴儿发生酒精中毒，出现嗜睡、反应迟钝、出汗、呼吸加深等现象，婴儿肝脏解毒的功能尚不健全，会受到很大程度的损害。此外，啤酒中的大麦芽成分可引起回奶，进而导致母亲乳

汁减少。

产妇不宜急于服用人参

人参含有多种有效成分，这些成分对中枢神经系统和心脏及血管有兴奋作用，服用者容易出现失眠、烦躁、心神不安等不良反应，不利于产妇精神恢复。人参还不利于产后受损血管愈合，还会导致产妇上火或者引起婴儿食热。所以食用人参最好选择在产后一周之后。

产后不宜过量食红糖

产妇分娩后，元气大损，体质虚弱，吃些红糖可益气养血、健脾暖胃、驱散风寒、活血化瘀。但是，产妇切不可因红糖有如此多的益处而过多地喝红糖水，喝红糖水虽好也必须讲究科学性。如果吃红糖过多，则对健康不利。

一般来说，在产后10天内每天饮用一两次红糖水比较适宜，此后偶尔喝一两次即可，切不可经常饮用。因为红糖属于温热性食物，长

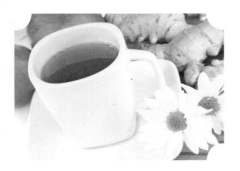

时间过量食用可导致热盛生火，火热则伤胃肠。另外，红糖有活血化瘀的作用，过多食用反而会引起恶露增多，造成继发性失血。过多饮用红糖水，还会损坏牙齿。

产后不宜过多食用油炸食物

油炸食物难消化，产妇不应多吃。而且油炸食物的营养在油炸过程中已经损失很多，比面食及其他食物营养成分要差，多吃并不能给产妇增加营养，反而增加了肠胃负担。

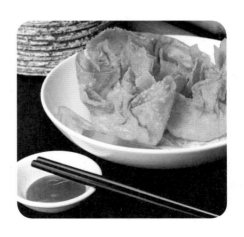

产妇不宜节食

有些妈妈想尽快恢复苗条的身材，分娩后便立即节食，这样做对身体是有害的。因为产后妇女虽然身体发胖，但所增重量主要为水分和脂肪，如果要哺乳，这些脂肪根本就不够用，况且，产妇本身恢复健康也需要营养，所以不可节食。

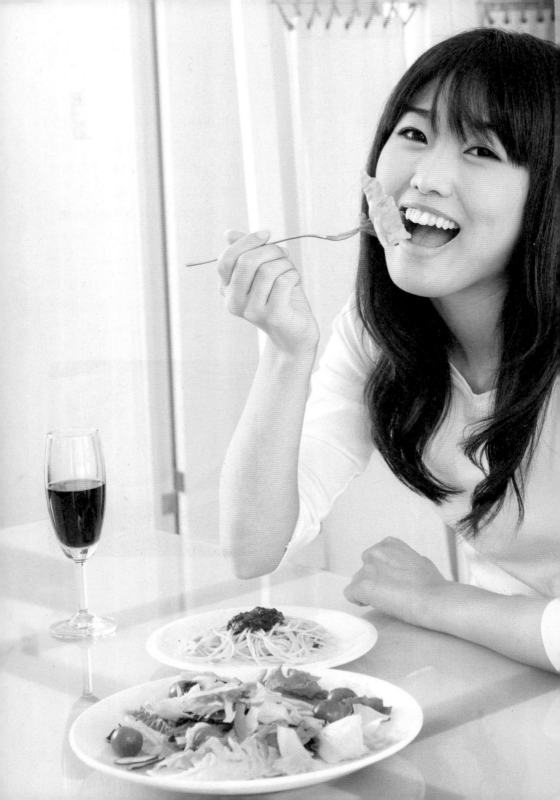

Part 06

战胜产后
常见症状

月子期间还有困扰？产后恶露不止、产后多汗、产后便秘惹人烦。58道月子餐，轻松告别产后常见症状，减肥、美颜、喂奶都可以。美食和健康都不辜负，原来产后妈妈也可以这么美。

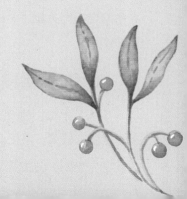

一、产后出血

　　一般情况下，产后2小时内阴道流血量较多，2小时后流血量会减少。产后出血是产科常见而又严重的并发症之一，产后出血根据时间可分为早期产后出血和晚期产后出血两种。若在分娩24小时内，出血量达到或超过500毫升，则称为早期产后出血；如果新妈妈从分娩后24小时到15天内，子宫内仍会大量出血，而且每天的出血量超过了400毫升，则称为晚期产后出血，需引起高度重视。

　　早期产后出血的原因是产后子宫收缩乏力、软产道裂伤、胎盘滞留以及凝血功能障碍等，其中产后子宫收缩乏力最为常见。晚期产后出血的发病原因有：胎盘和胎膜没有完全排出，有部分还残留在体内；胎盘附着部位不全，局部创伤不能及时修复；剖宫产手术后，子宫切口裂开，引起大量出血；黏膜下子宫肌瘤、绒毛膜癌等。

产后出血的不适表现

　　早期产后出血过多过急，则可导致休克，同时可伴有头晕目眩、乏力、胃口不开、腹泻、水肿、脱发、乳汁不通等症状。晚期产后出血多见于产后一两周，也有在6～8周发病的，表现为阴道流血可持续或间断，或急剧大量出血，有时也伴有低热，患者常常会因为失血过多而导致严重贫血或失血性休克。

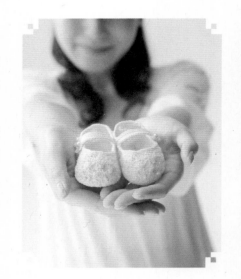

食材及食谱推荐

　　牛肉、羊肉、鸡肉、鱼、虾皮、海带、松子仁、黄酒、鸡蛋、芝麻、桂圆、红枣、赤豆、菠菜、菜花、土豆、胡萝卜、金针菜、番茄、芒果、哈密瓜、草莓等。

🍴 枸杞菠菜

⊙ 原料

菠菜400克，枸杞60克，高汤20毫升

⊙ 调料

食用油、盐、白糖、酱油各少许

⊙ 做法

① 菠菜洗净，枸杞泡发好后再洗净，备用。
② 锅中盛水，加入盐，大火加热至沸腾后，放入少许食用油和菠菜，快速焯烫一下后捞出菠菜，以冷开水漂凉，挤去水分。
③ 将枸杞和盐、白糖、酱油、高汤放入碗中，再放入烫好的菠菜拌匀，即可装盘。

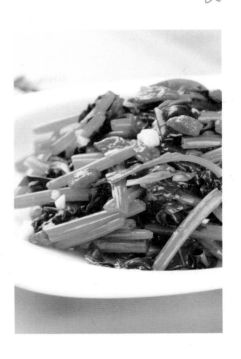

🍴 番茄肉末蒸日本豆腐

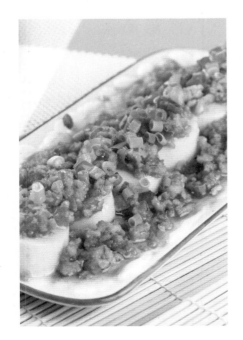

⊙ 原料

番茄100克，日本豆腐100克，肉末80克，葱花少许

⊙ 调料

盐3克，料酒3毫升，生抽4毫升，水淀粉、食用油各适量

⊙ 做法

① 日本豆腐切段，去除外包装，再切成棋子状的小块；洗净的番茄切成丁，备用。
② 用油起锅，倒入肉末炒匀；加料酒、生抽、盐、番茄，炒匀；倒入水淀粉勾芡，炒制成酱料，盛在碗中，待用。
③ 将日本豆腐摆盘，铺上酱料，放入烧开的蒸锅中蒸约5分钟，撒上葱花，淋入少许热油即可。

桂圆炒鸡蛋

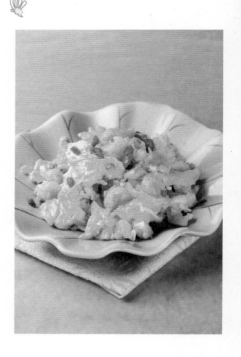

◎ 原料

鸡蛋3个，鲜桂圆肉60克，枸杞10克，葱花少许

◎ 调料

盐2克，鸡粉2克，水淀粉、食用油各适量

◎ 做法

① 鸡蛋打入碗中，加少许盐、鸡粉、水淀粉，调匀。

② 用油起锅，倒入蛋液，炒至成形，放入备好的鲜桂圆肉、枸杞，炒至入味。

③ 关火后将炒好的食材装入盘中，撒上葱花即成。

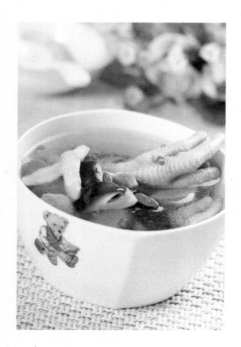

凤爪香菇汤

◎ 原料

鸡爪8只，香菇8朵，胡萝卜100克，枸杞少许，高汤适量，姜2片，葱花少许

◎ 调料

盐、米酒各少许

◎ 做法

① 将鸡爪剁去脚趾，用开水稍烫，洗净后备用。

② 香菇用水泡软洗净，去梗，对切，胡萝卜去皮切成片，枸杞洗净备用。

③ 将凤爪和高汤、姜片烧沸，转小火煮约30分钟，加入香菇、胡萝卜、枸杞并调入盐再煮15分钟，淋入米酒，撒入葱花即可。

二、产后恶露不止

恶露就是产后坏死的胎膜组织、细菌、黏液和宫腔排出的血液的混合物。正常情况下，产后三四天内恶露量多，且颜色鲜红（血性恶露）；一周后，恶露颜色慢慢变淡（浆性恶露），且几乎不见血丝；两周后，恶露变淡为黄色或白色（白恶露）；大约产后3周，恶露净止。产后恶露不尽的主要原因有产妇子宫复原不全、气虚血瘀，或者是剖宫产后手术感染、切口愈合不良或子宫黏膜下肌瘤等。

恶露不尽的不适表现

产妇出血量最多的时期是产后3天内，这个时期称为血性恶露期，恶露量也会依个人体质而不同，如果产后两周，恶露仍然为血性，可能是子宫复原不佳或是子宫内有胎膜或胎盘组织残留。恶露如果长时间有恶臭则应到医院检查治疗。

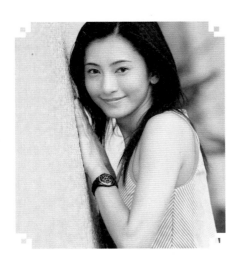

恶露不尽的处理方法

恶露的处置应加以重视，如不注意卫生，会使阴道、子宫感染炎症。恶露处置前应先洗手，要用消毒纸或药棉，更换纸巾时应在排尿、排便之后，一定要在洗过手之后进行。在擦拭便尿的时候，要由外阴部向肛门方向擦拭。否则会将杂菌带入外阴伤口中引起感染。

如果新妈妈产后恶露多且过期不尽，颜色鲜红或紫红，质黏稠，有臭味，有发热、口干等现象，需及时就医，同时要采取食疗法。

食材及食谱推荐

鸡蛋、菜花、番茄、苋菜、莲藕、鳝鱼、鲤鱼、益母草、柚子、当归、黄芪等。

🍴 益母草炖肉

⊙ 原料

益母草15克，猪肉250克

⊙ 调料

盐少许

⊙ 做法

① 将益母草洗净，用干净纱布包裹备用。
② 猪肉洗净，切成块，焯烫一下捞出。
③ 将猪肉和益母草放入砂煲，加入适量水，大火炖煮开后转中小火炖40分钟，拣出纱布，加盐调味即成。

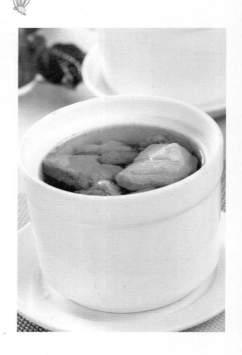

🍴 桂圆莲藕糯米粥

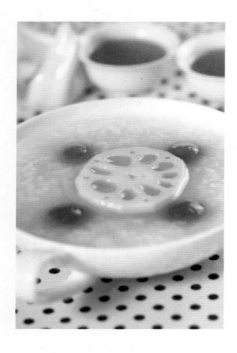

⊙ 原料

糯米80克，桂圆肉干15克，莲藕100克

⊙ 调料

白糖适量

⊙ 做法

① 糯米洗净，放入清水中浸泡2小时。
② 莲藕洗净，去皮切片，桂圆肉干洗净泡发至软，去核。
③ 锅置火上，注入清水，放入糯米煮至七成熟。
④ 再放入藕片、桂圆肉煮至米粒熟烂，加白糖稍煮即可。

🍽 生地粳米粥

◉ 原料

生地20克，粳米80克。

◉ 调料

红糖少许。

◉ 做法

① 将生地放入锅中煎取汁液。
② 粳米浸泡半小时后淘洗干净。
③ 将粳米放入砂锅内，加清水煮成稠粥，再加入生地汁，改用小火，再煮沸10分钟，加入少许红糖煮溶即可。

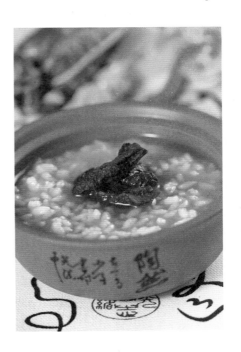

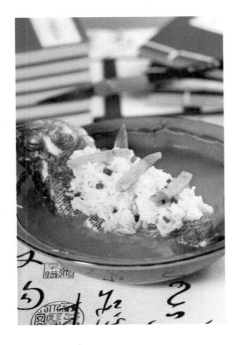

🍽 黄芪糯米炖鲈鱼

◉ 原料

鲈鱼1条，黄芪30克，糯米100克，姜、葱花各少许

◉ 调料

盐适量

◉ 做法

① 糯米淘净，用清水浸泡3小时。
② 鲈鱼去鳞、鳃、内脏后洗净。
③ 将黄芪和适量水倒入锅中，大火煮开10分钟，再加入糯米，烧沸后放入鲈鱼、姜片，一起炖至鱼、糯米软烂，加盐调味，撒入葱花即可。

三、产后虚弱

产后身体虚弱是指孕妈妈分娩后精神不振、胃口不开、面色萎黄、抵抗力下降，情况较为严重的称为产后虚劳。引起产后虚弱的主要原因有产时或产后用力过度、难产所导致的体力消耗过度，产时或产后出血过多，还有产后饮食和日常生活安排不当，也会使身体过度劳累。

产后身体虚弱的不适表现

产后身体虚弱的新妈妈一般会有食欲不振、头晕目眩、面白心悸、虚弱无力、口干舌燥、心烦、尿频、大便秘结、小腹冷痛、汗出不止等症状。体虚严重的新妈妈不仅自身健康状况令人担忧，还会影响乳汁分泌从而妨碍喂养，危害婴儿的正常生长发育。因此，新妈妈要认真调理自己的身体。

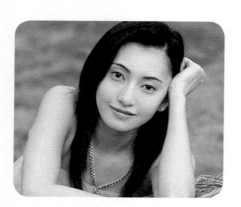

产后身体虚弱的饮食预防

进入月子的第2周，新妈妈的伤口已经基本上愈合，经过一周的精心调理，胃口也开始有明显的好转，这时就可以开始补血养气、调理身体虚弱了。在补充营养时要注意饮食的多样化和全面性，注意营养平衡，不可偏食，也要注意不能营养过剩，以免导致体重的增加和脂肪的堆积。

食材及食谱推荐

乌鸡、瘦猪肉、瘦牛肉、虾、黄芪、枸杞、扇贝、豆腐、蛋类、菌类、西蓝花、萝卜、桂圆、黄豆、花生、红枣、猕猴桃等。

🍽 紫薯山药豆浆

◉ 原料

水发大豆50克，去皮山药丁20克，紫薯丁15克

◉ 调料

白糖适量

◉ 做法

① 取榨汁机，选择搅拌刀座组合，倒入大豆、清水，通电后选择"榨汁"功能，搅拌片刻至大豆成细末状倒出，用滤网滤取豆汁，装入碗中待用。

② 锅中注水烧热，倒入山药丁、紫薯丁，煮沸后用小火煮约10分钟至食材熟软，注入豆汁，搅拌至豆汁溶于水中，中火煮至汁水沸腾，加入白糖，续煮片刻至糖溶化即成。

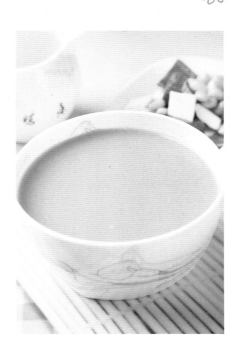

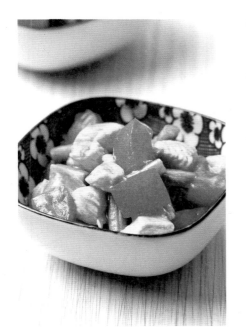

🍽 茄汁豆角焖鸡丁

◉ 原料

鸡胸肉270克，豆角180克，番茄50克，蒜末、葱段各少许

◉ 调料

盐3克，白糖、番茄酱、食用油各适量

◉ 做法

① 洗好的豆角切小段；洗净的番茄和鸡胸肉分别切丁，装碗，加入盐和白糖腌渍入味。

② 锅中注水烧开，加入食用油、盐，倒入豆角，焯至断生，捞出。

③ 用油起锅，倒入鸡肉丁，炒至变色；放葱、蒜炒匀；倒入豆角和番茄丁，炒至变软；加番茄酱、白糖、盐，翻炒至食材入味即可。

🍽 百合莲子炖鹌鹑蛋

◉ 原料

鹌鹑蛋5个，鲜百合瓣50克，莲子100克

◉ 调料

冰糖适量

◉ 做法

① 莲子洗净，加水浸泡1小时备用，百合瓣去杂质洗净。

② 鹌鹑蛋冲净，放入冷水锅中，开火煮至蛋熟，捞出冲凉水后去壳。

③ 将莲子放入砂锅中，加入适量清水，烧开后转小火炖至莲子熟。

④ 加入百合、鹌鹑蛋、冰糖继续炖15分钟即可。

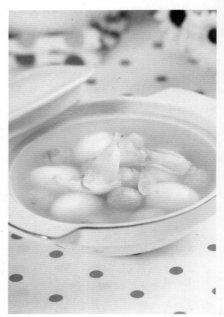

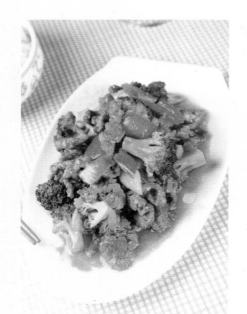

🍽 西蓝花炒牛肉

◉ 原料

西蓝花300克，牛肉200克，彩椒40克，姜、蒜、葱各少许

◉ 调料

盐4克，生抽10毫升，蚝油10克，料酒、食用油各适量

◉ 做法

① 西蓝花洗净切小块；彩椒洗净、去子切小块；牛肉洗净切成片。

② 把牛肉片装碗，放生抽、耗油、料酒腌渍10分钟；锅注水烧开，放入盐、食用油、西蓝花，搅匀，煮1分钟捞出备用。

③ 用油起锅，放入姜、蒜、葱、彩椒、牛肉，翻炒片刻，加调料炒匀，置西蓝花上即可。

四、产后失眠

对产后失眠的认识

一部分新妈妈产后会出现失眠的现象，这是因为婴儿的不规律生活扰乱了新妈妈的睡眠习惯，有时正在熟睡时却被宝宝的啼哭吵醒，而当宝宝渐渐入睡后，新妈妈的睡意却又消失了，这些使得新妈妈的生物钟出现了紊乱。而且，如果产妇是和宝宝睡同一个被窝，妈妈因为担心是否会压着孩子而紧张，也会影响睡眠。

睡觉时可以将婴儿放在婴儿床上或放到产妇的床边，这样产妇睡卧时可以采取自由舒适的姿势。但

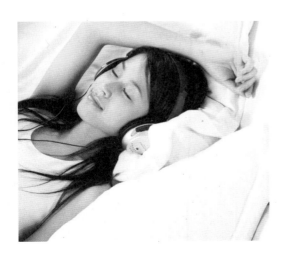

产后不要总是仰卧，早晚可采取俯卧位，注意不要挤压乳房，每次时间为20～30分钟，平时可采取侧卧位，这种姿势不但可以防止子宫后倾，且有利于产后恶露的排出。哺乳时，用肘关节支撑的时间也不宜过长，以免引起关节痛。

产后失眠的调理

新妈妈产后失眠可以通过改变日常生活习惯来纠正，例如新妈妈可以取消午睡，适当地增加活动量，饭后到室外散散步，使白天稍微感到疲劳，同时晚上也不要睡得过早，睡觉前喝一杯热牛奶，这样既可以补钙，又对纠正失眠有所帮助。

食材及食谱推荐

莲子、百合、红枣、何首乌、葵花子、甘草、猪心、鹌鹑蛋、黄花鱼。

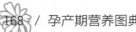 安眠桂圆豆浆

◉ 原料

大豆60克，桂圆肉10克，百合20克

◉ 调料

白糖适量

◉ 做法

① 将已浸泡8小时的大豆用清水搓洗干净。
② 把洗净的大豆、桂圆肉、百合放入豆浆机中，注入适量清水，选择"五谷"程序，打成豆浆。
③ 把煮好的豆浆倒入滤网，滤取豆浆；将豆浆倒入碗中，放入适量白糖，搅拌均匀至其溶化，待稍微放凉后即可饮用。

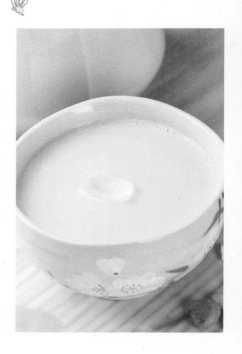

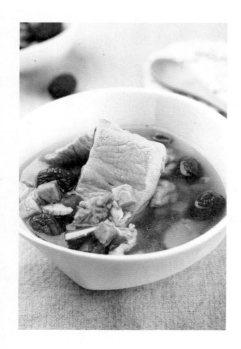

 红枣茯苓瘦肉汤

◉ 原料

瘦肉、猪脊骨各200克，红枣10颗，茯苓、核桃仁、枸杞各少许，姜2片

◉ 调料

盐少许

◉ 做法

① 先将瘦肉、猪脊骨洗净后斩成块，茯苓、核桃仁、红枣、枸杞均洗净。
② 锅中注水烧开，将瘦肉、猪脊骨放入锅中氽烫，去除血水，捞出洗净。
③ 再向砂锅中注适量清水，大火煲开后，放入瘦肉、猪脊骨、红枣、枸杞、茯苓、核桃仁、姜片，煲2小时后加盐调味即可。

¶◉¶ 枸杞百合蒸鸡

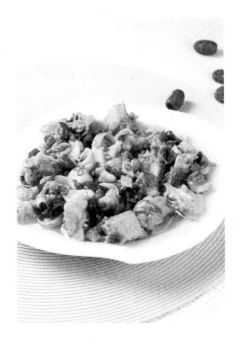

◉ 原料

鸡肉400克，百合20克，红枣20克，枸杞15克，姜片、葱花各少许

◉ 调料

盐3克，鸡粉2克，生粉8克，料酒6毫升，生抽8毫升，食用油适量

◉ 做法

① 把洗净的红枣切开，去核，再把枣肉切碎。

② 洗净的鸡肉斩成小块，放入剩下的所有食材，加入盐、生粉、料酒、生抽拌匀，腌渍入味。

③ 将腌渍好的食材摆盘；蒸锅上火烧开，放入摆盘，大火蒸约15分钟，至食材熟透。

④ 关火后揭开盖，取出蒸好的菜肴，趁热撒上葱花，即可食用。

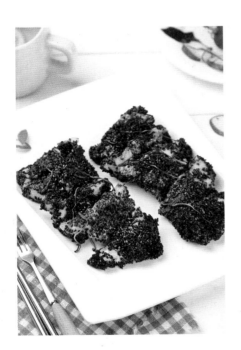

¶◉¶ 黑芝麻鱼片

◉ 原料

鱼肉500克，黑芝麻100克，鸡蛋3个，姜少许

◉ 调料

食用油、盐、面粉、香油各适量

◉ 做法

① 将鱼肉剔去皮，片成薄片，黑芝麻洗净沥干，鸡蛋打散，姜切成片。

② 将鱼片放入盐、姜片、香油拌匀腌渍，待鱼片腌入味后，逐片沾上薄面粉层，再在调匀的鸡蛋液里蘸一下，两面再沾上黑芝麻。

③ 锅注油烧热后离火，待油温降至四五成热，再将油锅上中火，把鱼逐片放入余炸，待鱼片完全炸透上色后捞出，稍沥去油即成。

五、产后水肿

许多新妈妈产后会出现下肢水肿，有的甚至全身水肿，这被称为产后水肿。这是由于妊娠期间出现的水肿症状，虽然分娩后会快速减轻，但很难彻底恢复，容易留下后遗症。同时应注意即使水肿消失了，也绝不可以掉以轻心，因为大多数人会在产后不知不觉中继续存在水肿的症状。

产后水肿的不适表现及调理

新妈妈产后水肿常常伴有头晕目眩、多汗、精神疲倦、腰酸腿软、耳鸣、舌淡苔白、心悸气短等。

当新妈妈下肢出现水肿时应立即到医院检查，同时也要有针对性地进行饮食调理，要吃清淡的食物，不要吃过咸的食物。对于剖宫产的新妈妈，手术后应该尽可能早些下床活动，以此来促进血液循环，减少血栓形成，手术后的第二天开始要对四肢进行按摩，每次20分钟，每天4次。新妈妈每天还要用热水洗脚，从而促进血液循环。此外，水肿较为严重的新妈妈应适当控制水分的摄入，少吃或不吃难以消化及易导致胀气的食物，以免造成血液回流不畅，导致水肿加重。

患过妊娠水肿的新妈妈需注意的事项

日常生活中尽量保持安静，注意饮食，特别要控制盐分。患过妊娠期水肿的新妈妈要定期到医院检查。

食材及食谱推荐

动物肝脏、鸡肉、牛肉、鸡蛋、海带、冬瓜、奶制品等。

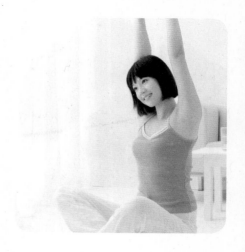

酱爆虾仁

⊙ 原料

鲜虾仁200克，去子青椒20克，姜、葱各少许

⊙ 调料

耗油、海鲜酱、盐、白糖、胡椒粉、料酒、食用油、水淀粉各适量

⊙ 做法

① 虾仁装碗，加盐、胡椒粉，腌渍15分钟。

② 热油起锅，爆香葱、姜，倒入虾仁烧至淡黄色，加入青椒、耗油、海鲜酱炒匀；再加入白糖、料酒炒匀。

③ 倒入葱段，用水淀粉勾芡后出锅即可。

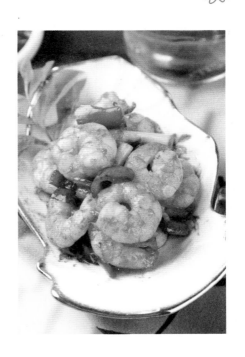

海带拌银芽

⊙ 原料

绿豆芽、海带丝各100克，胡萝卜30克，红椒丝少许，葱丝、蒜蓉各少许

⊙ 调料

盐适量，香油1大匙，醋适量

⊙ 做法

① 海带丝洗净，余烫后捞出沥水。

② 绿豆芽洗净，胡萝卜去皮洗净后切丝，均余烫至断生，捞出沥水。

③ 将处理好的材料装入盘中，加入所有盐、香油、醋、蒜蓉拌匀，撒葱丝、红椒丝点缀即可。

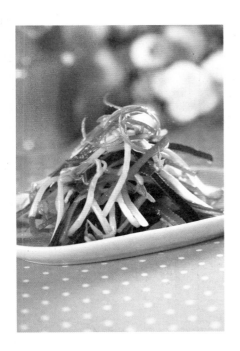

🍽 白灼生菜

◉ 原料

生菜300克，青、红椒各15克

◉ 调料

食用油、葱、盐、生抽各少许

◉ 做法

① 将葱切成细丝，青、红椒均切成细丝。
② 生菜洗净，撕成大片，入沸水中焯熟后装入盘中，撒上葱丝、青椒丝、红椒丝。
③ 锅中烧热油，加入盐、生抽，淋在生菜上即可。

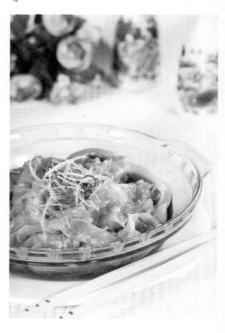

🍽 虾仁烩冬瓜

◉ 原料

冬瓜350克，虾250克，葱花各少许，高汤适量

◉ 调料

植物油、盐各适量

◉ 做法

① 冬瓜去皮、去子，切成方块。
② 虾去壳、虾线后洗净。
③ 锅中烧热后放植物油，下入冬瓜炒匀，加入高汤，改中小火炖煮至七成熟，下入虾仁，继续煮至汤干、冬瓜熟烂，加入盐煮入味，再撒入葱花即可。

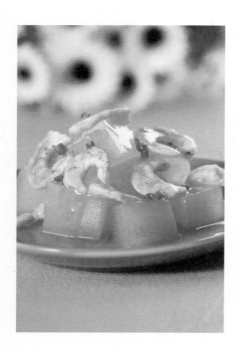

六、产后贫血

贫血是指血液稀薄，也就是血液中的红细胞数量减少，以及伴随而来的血色素减少。产后女性的贫血问题，主要是分娩时的失血、产后恶露及哺乳时供应婴儿养分所需引起的，因此，产后贫血比一般的贫血问题来得明显，也显得更加严重。产后贫血会使人乏力、食欲不振、抵抗力下降，容易引起产后感染，严重的还可引起心肌损害和内分泌失调，因此应予以及时治疗。

产后贫血对新妈妈的影响

不利于哺乳：新妈妈产后发生贫血时，身体虚弱会引起乳汁分泌不足，同时乳汁的含铁量减少，会影响宝宝对营养成分的吸收，使宝宝抵抗力下降，并引发宝宝腹泻及其他疾病，影响宝宝体格及智力发育。

不利于恢复：分娩消耗了新妈妈很多能量，造成产后身体虚弱，这种情况下，如果新妈妈又出现贫血的话，必定会导致产褥期延长，身体恢复减慢。新妈妈产后发生贫血会导致乏力、低热、身体虚弱、头晕、烦躁或忧郁、昏昏欲睡等症状，贫血严重的新妈妈还可能发生子宫脱垂、产后内分泌紊乱、经期延长等疾病。

产后贫血的治疗

产后贫血有轻度、中度、重度之分。不同情况不同对待。贫血妈妈要注意多休息，舒缓精神压力，晕眩时要及时坐下，防止摔倒。

食材及食谱推荐

鳗鱼、猪血、红枣、当归、乌鸡、黑木耳、菠菜、猕猴桃等。

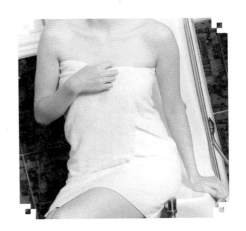

🍴 金针猪血汤

◉ 原料

猪血300克，木耳、干黄花菜、粉丝各20克，香菜10克，姜2片

◉ 调料

香油、盐、胡椒粉各适量

◉ 做法

① 木耳、干黄花菜加水泡发开洗净，再将木耳撕成片。

② 猪血洗净切片，粉丝泡软。

③ 锅中放水烧开，下入粉丝、木耳、黄花菜、猪血、姜片烧开，调入盐、胡椒粉一起煮至入味，淋入香油，撒上香菜即可。

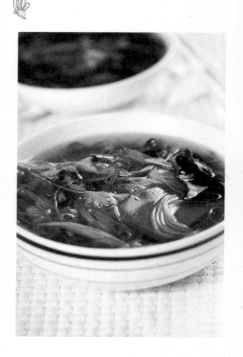

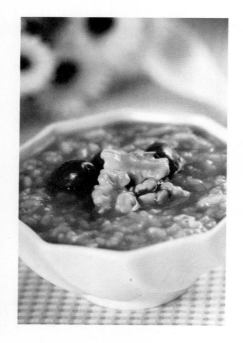

🍴 桃仁红枣红糖粥

◉ 原料

大米80克，核桃仁、红枣各30克

◉ 调料

红糖适量

◉ 做法

① 大米洗净，置于冷水中泡发半小时后捞出沥干水分。

② 红枣洗净去核，核桃仁洗净。

③ 锅置火上，倒入清水，放入大米以大火煮开。

④ 加入核桃仁、红枣同煮至浓稠状，调入红糖拌匀即可。

🍴 木耳血藤红枣汤

◉ 原料

黑木耳20克，猪瘦肉150克，鸡血藤15克，红枣8颗

◉ 调料

盐少许

◉ 做法

① 将黑木耳泡发开，洗净后撕成小片。

② 猪瘦肉洗净切成片，鸡血藤、红枣洗净。

③ 将猪肉片、木耳、红枣、鸡血藤放入煲内，加水以大火煮沸，转小火炖至肉熟，加盐调味即可。

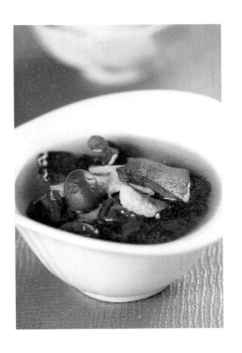

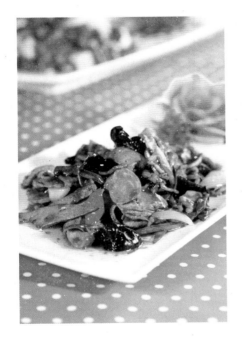

🍴 爆炒猪肝

◉ 原料

猪肝250克，里脊肉100克，青、红椒各1个，黑木耳25克，葱段、姜片各少许

◉ 调料

植物油适量，盐、白糖、米醋、胡椒粉、水淀粉各少许

◉ 做法

① 猪肝洗净浸泡半小时，切成片，里脊肉洗净切片，入油锅中滑熟，盛出备用；青、红椒去蒂、去子洗净切成片，黑木耳泡发透撕成片。

② 将盐、白糖、米醋、胡椒粉倒入一碗中备用。

③ 锅中注油，爆香葱段、姜片，下入黑木耳片和青、红椒片，再倒入猪肝、猪肉翻炒熟，淋入调好的味汁，最后用水淀粉勾少许芡即可。

七、产后腹痛

在产后的1周内，大部分的产妇会有子宫收缩疼痛的现象，这就是一般所说的"产后痛"。产后痛是由于产后子宫强制性收缩，子宫本身相对缺血、缺氧所致。

产后子宫收缩的目的在于帮助子宫止血，并将子宫内残余的血块排出，促进子宫恢复到正常大小。通常初产妇由于子宫肌肉较为有力，易于复原，而且所用复原时间也短，故产后腹痛的感觉不太明显。而经产妇（第二胎以上）的子宫肌肉内含弹性纤维的平滑肌逐渐减少，子宫恢复就较困难，所以产妇疼痛的感觉较明显。而怀多胞胎或是羊水过多的产妇，由于肌肉较松弛，子宫不能持续收缩，也会有较明显的疼痛。

通常在生产之后，医师会开出帮助子宫收缩的药物，但有些产妇对于子宫收缩药的反应较强，就会感到强烈的子宫收缩痛。另外哺喂母乳的产妇，由于宝宝在吸吮的时候会刺激妈妈分泌催产素，引起子宫收缩，故疼痛也会较厉害。

产后腹痛的不适表现及调理

一般产后腹痛的症状有疼痛经久不止，并伴有其他症状，如发热、恶露不绝，或疼痛偏于一侧等。正常情况下不需要特殊处理，如果症状严重者可做下腹部热敷、按摩，也可应用适量的镇静止痛药物。另外，服用益母草膏、红糖水、黄酒、山楂等，也可见效。

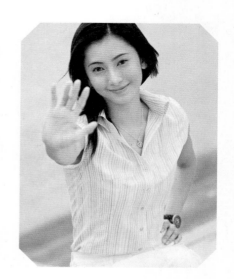

食材及食谱推荐

肉桂、鸡蛋、土豆、菠菜、扁豆、苹果、木瓜、益母草、黄酒、红花、熟地等。

🍽 红花煮鸡蛋

◉ 原料

红花3克，鸡蛋2个

◉ 调料

糖适量

◉ 做法

① 鸡蛋磕破后去壳备用。
② 将红花洗净，加水煎煮10分钟。
③ 往红花汤中倒入去壳鸡蛋，煮至蛋熟，加入糖，继续煮片刻即可。

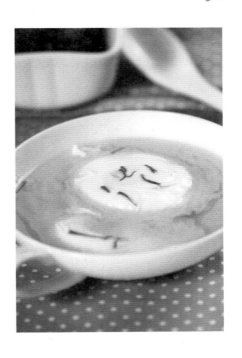

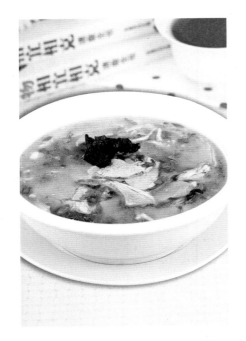

🍽 水盆羊肉

◉ 原料

大块羊肉300克，羊骨适量，黑木耳15克，粉丝25克，枸杞、香菜末、姜片、葱段各少许

◉ 调料

盐、花椒、肉桂各少许

◉ 做法

① 黑木耳、枸杞、粉丝分别泡发洗净。
② 羊骨洗净砸断，余去血水后炖煮半小时，下入用纱布包好的花椒、肉桂和羊肉块，改中小火炖煮至羊肉熟烂，去除纱布包。
③ 将羊肉捞出切成片，汤中再下入黑木耳、枸杞、粉丝、姜片、葱段，煮至熟后加盐调味，再放入羊肉片，撒入香菜末即可。

🍴🍽 生姜红糖粥

◎ 原料

老姜20克，大米80克

◎ 调料

红糖适量

◎ 做法

① 将大米淘净，浸泡半小时。
② 老姜洗净，切成片。
③ 将大米连水倒入锅中，大火煮开，加入姜片，转中小火熬煮至米粒开花，加入红糖，一同煮至粥成即可。

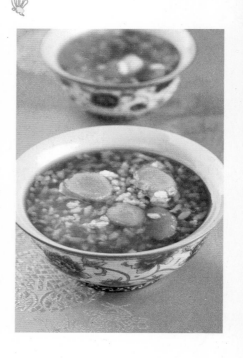

🍴🍽 木瓜鱼片

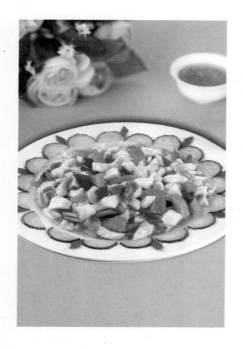

◎ 原料

鳢鱼（也叫黑鱼、财鱼）600克，木瓜250克，黑木耳10克，黄瓜50克，鸡蛋清、姜丝各适量

◎ 调料

植物油、盐、淀粉各适量

◎ 做法

① 鳢鱼去皮、骨刺，洗净后切成片，加少许淀粉、鸡蛋清拌匀。
② 木瓜去皮、去子，切成块，黑木耳泡发后撕小片；黄瓜去皮斜切成段。
③ 锅烧热后放油，爆香姜丝，下入鱼片滑炒匀，加入木耳，翻炒均匀后再加入木瓜、黄瓜，一同炒至鱼片熟，加盐调味即可。

八、产后多汗

　　绝大多数妇女在产后会出现多汗现象，以夜间睡眠时和初醒时尤为明显，一般产后头两天较多见，大多在产后1周后好转。这是正常的生理现象，出汗是排泄体内水分的主要方式。因为妊娠期体内聚积很多水分，产妇产后汗腺的分泌活动增强，由皮肤将妊娠期间积聚在体内的大部分水分排泄出体外，所以产后出汗多不是病态，不必担心，但要加强护理。此外，许多新妈妈产后会进食较多高能量食物，又喝了许多汤水，这个也会导致产后出汗多。

产后多汗的护理

　　产后多汗的护理要点如下：

　　❀ 新妈妈居住的环境温度不宜过高，要适当开窗通风，保持室内空气流通、新鲜。

　　❀ 新妈妈的穿着要合适，不要穿戴过多，盖的被子的厚度也要适宜。

　　❀ 当身体出汗时用毛巾随时擦干，以免着凉，要勤换衣服，尤其产妇的内衣内裤要及时更换。

　　❀ 在条件适宜的情况下，产妇每天可以淋浴，也可以每晚用温水擦洗。

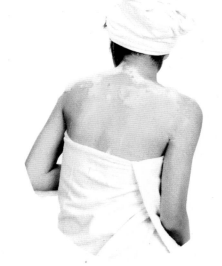

食材及食谱推荐

　　猪肚、猪腰、糯米、鸡蛋、白糖、山药、四季豆、毛豆、大豆、燕麦、荞麦、薏米、核桃、葡萄、海参、牛肉、蛤蜊、黄芪、柏子仁、五味子、白术、茯苓、人参等。

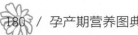

参归腰子

◉ 原料

人参20克，当归20克，猪腰400克，姜2片

◉ 调料

盐少许

◉ 做法

① 将人参、当归切片，猪腰洗净，去白色筋膜，入锅加500毫升水，煮至半熟，捞出待冷，切片。

② 然后将猪腰、人参、当归一并放入原汤，煮至猪腰熟透。

③ 再加入姜、盐调味即可。

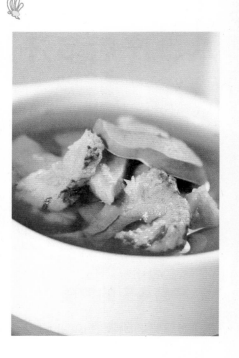

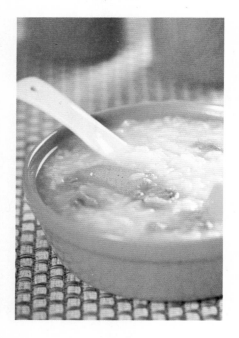

黄芪牛肉粥

◉ 原料

黄芪10克，牛肉100克，粳米60克，怀山药15克，姜2片

◉ 调料

盐适量

◉ 做法

① 先将黄芪、怀山药洗净放入砂锅内，加适量水，煮30分钟后去渣留汁。

② 然后向药汁中加入粳米、牛肉、姜片，大火煮开后转小火一起熬煮。

③ 煮至肉熟米烂，加少许盐调味即可。

红烧海参

⊙ 原料

干海参60克，高汤、香葱、姜片各适量

⊙ 调料

食用油、酱油、盐、蚝油、鸡精、水淀粉各适量

⊙ 做法

① 干海参发好洗净，切成条。
② 香葱洗净，切成葱花备用。
③ 锅中放油烧热，爆香姜片，加入高汤烧开，下入海参条煮至七成熟。
④ 再加入盐、酱油、鸡精、蚝油煮至入味，用水淀粉勾芡，撒上葱花即可。

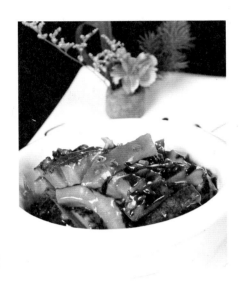

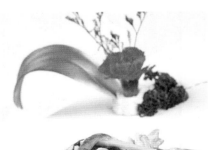

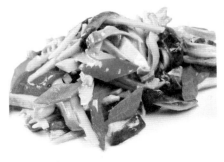

手剥笋炒猪肚

⊙ 原料

带皮嫩笋600克，猪肚350克，青、红椒各1个，姜片、葱段各适量

⊙ 调料

植物油、盐、醋、生抽、白糖、桂皮各适量

⊙ 做法

① 将带皮嫩笋洗净，入沸水中加盐、白糖、桂皮焖煮熟，去皮切成条。
② 猪肚洗净，加姜片、葱段焯烫至八成熟，青、红椒洗净切片。
③ 锅中放油烧热，下入青椒片、红椒片、猪肚，翻炒匀后加入笋条，一同炒至猪肚熟后加盐、醋、生抽调味即可。

九、产后便秘

对产后便秘的认识

产后由于腹压消失，饮食中缺少纤维素，产妇长时间卧床，活动甚少，会导致胃肠蠕动减慢，难产手术时的会阴切口疼痛，致使产妇不敢做排便动作，产褥期出汗较多等情况，都可能造成产后便秘。产后便秘的表现会因人而异，一般情况下是大便干硬、艰涩不畅，或数日不解，便时疼痛、难以便出。有的便秘的新妈妈皮肤不光滑、面色萎黄、舌淡苔薄，还有的则头晕目眩、胸腹满胀、精神疲倦、气喘、多汗等。

产后便秘的预防

❀ 产妇适当活动，不能长时间卧床，产后头两天应勤翻身，吃饭时应坐起来。

❀ 在床上做产后体操，进行缩肛运动，锻炼骨盆底部肌肉，促使肛门部位血液回流。

❀ 在饮食上，要多喝汤、饮水。

❀ 平时应保持精神愉快，避免不良的精神刺激。

❀ 注意保持每日定时排便的习惯，以便形成条件反射。

❀ 每天绕脐顺时针进行腹部按摩两三次，每次10～15分钟，可以帮助排便。

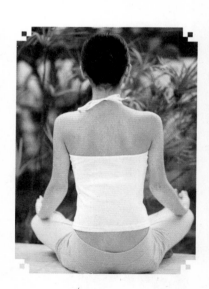

食材及食谱推荐

鸡肉、油菜、芹菜、红薯、玉米、黄瓜、杏仁、香蕉、苹果、梨、蜂蜜、黑芝麻、柏子仁、麻仁等。

香蕉百合饮

⊙ 原料

香蕉1根，百合20克，枸杞少许

⊙ 调料

白糖适量

⊙ 做法

① 香蕉去皮切段，百合洗净，枸杞泡发好。

② 锅中注水烧开，加入香蕉段、百合、枸杞熬煮片刻，等待食材软烂，调入白糖即可。

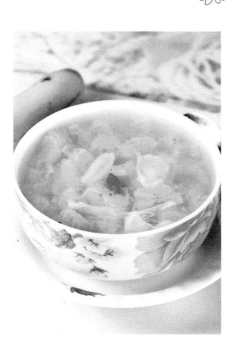

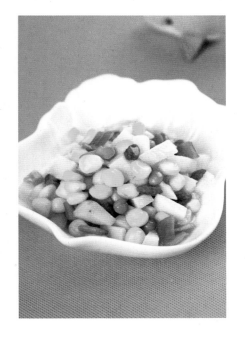

土豆炒玉米

⊙ 原料

土豆200克，鲜玉米粒100克，青豆50克，枸杞5克，青椒50克，高汤适量

⊙ 调料

植物油、盐、水淀粉各少许

⊙ 做法

① 将土豆去皮洗净，切成小丁，玉米粒、青豆下入锅内焯一下，捞出来控水。

② 青椒去蒂、去子洗净切丁，枸杞用温水泡发。

③ 将炒锅注油烧至六成热，放入土豆丁翻炒至变色，下入青椒丁、玉米粒、青豆，翻炒均匀后再加少许高汤、盐、枸杞，煮至菜熟水干后用水淀粉勾芡即可。

草莓西芹拌百合

◎ 原料

西芹200克，鲜百合30克，草莓3颗

◎ 调料

橄榄油、盐各少许

◎ 做法

① 西芹洗净切段，焯烫至变色，捞出沥水。
② 百合洗净也焯烫备用。
③ 草莓洗净去蒂，切开。
④ 把焯好的西芹、百合放入一个大碗内，再放入少许盐，淋入橄榄油拌匀，最后加入切好的草莓拌匀即可。

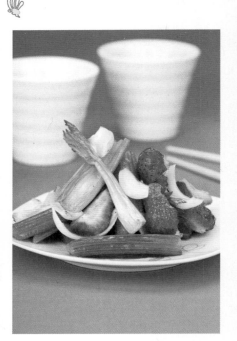

扁豆黄瓜煲排骨

◎ 原料

排骨400克，黄瓜300克，干扁豆60克，麦冬20克，蜜枣2颗

◎ 调料

盐适量

◎ 做法

① 干扁豆洗净浸泡3小时，黄瓜洗净切段，麦冬洗净备用。
② 排骨洗净斩成段，余去血水后捞出冲净。
③ 将2000毫升清水倒入砂锅内，煮沸后加入排骨段、扁豆、麦冬，大火煮开，改用文火煲1小时，加入黄瓜段、蜜枣，继续再煲1小时，最后加盐调味即可。

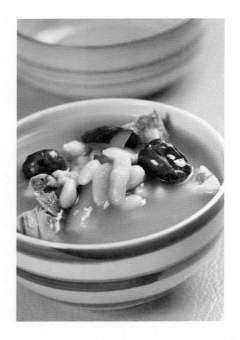

十、产后食欲不振

对产后食欲不振的认识

由于分娩，产妇的体能和精力都会大大消耗，新妈妈在产后的几天内身体非常虚弱，消化功能也会很弱，此时的食欲尚未恢复，胃口极差。如果这段时间不注意调理，日后身体就很难得到恢复。

新妈妈食欲不振主要表现为腹泻、腹胀、恶心、反胃、呕吐等。

食欲不振的调理方法

产后第一周新妈妈的饮食主要以开胃为主，要吃宜消化的食物，还要考虑有利于下奶，可选用汤面、稀粥、牛奶、豆浆等。由于动物性蛋白质容易消化，新妈妈还可以多食用鱼、瘦肉、鸡蛋等。

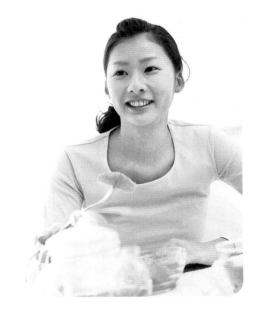

同时新妈妈的饮食要多样化，要注意粗粮和细粮相互搭配，荤菜和素菜相互结合。要少吃多餐，每日除三餐主食之外还要另外加餐。但要注意开胃不是滋补，不要吃太油腻的食物，否则会令新妈妈反胃，也不要食用过多不易消化的食物，以免超过胃肠的消化能力，增加胃肠负担，从而引起消化不良。

食材及食谱推荐

鸡肉、牛肉、鱼、牛奶、西蓝花、番茄、萝卜、柿子椒、猕猴桃、香蕉、柚子、橙子、纤维饼干、全麦面包等。

🍴 草莓橙汁奶露

⊙ 原料

草莓200克，柳橙半个，鲜奶适量

⊙ 调料

白糖适量

⊙ 做法

① 草莓洗净，去蒂，切成小块。
② 柳橙洗净，对切后压榨成汁。
③ 将草莓、橙汁、鲜奶放入搅拌机内，高速搅打30秒，倒入锅中，煮至温热后加白糖调匀即可。

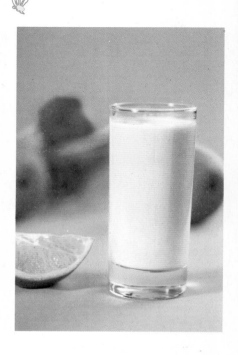

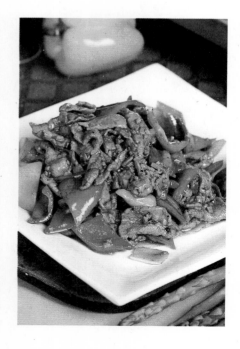

🍴 彩椒牛肉

⊙ 原料

牛里脊肉200克，青椒、彩椒各100克，姜片、蒜蓉各适量

⊙ 调料

植物油、盐、酱油、姜片、水淀粉、胡椒粉、蚝油各适量

⊙ 做法

① 将牛里脊肉洗净，切成片，加入酱油、水淀粉、胡椒粉拌匀腌渍20分钟。
② 青椒、彩椒去蒂、去子后洗净切成块。
③ 锅中放油烧热，爆香姜片、蒜蓉，下入牛肉片大火翻炒2分钟，加入青椒块、彩椒块，炒匀后加蚝油，继续炒至上色，加盐调味即可。

番茄牛尾汤

◉ 原料

牛尾450克，番茄250克，姜片、葱段各少许

◉ 调料

盐适量

◉ 做法

① 牛尾洗净，切成段，入锅中加姜片、葱段焯烫15分钟，盛出沥水。
② 番茄洗净去蒂，切成块。
③ 锅中放水烧沸，下入牛尾段，小火炖煮2小时，加入番茄块，继续炖1小时，加盐调味即可。

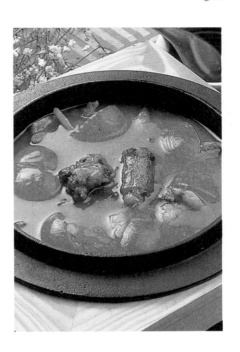

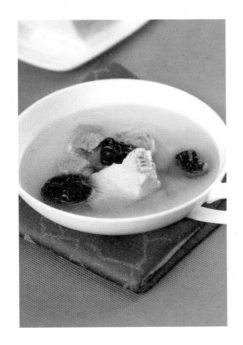

红枣鱼汤

◉ 原料

鲜鱼肉300克，红枣6颗，猪瘦肉150克，清汤适量

◉ 调料

盐少许

◉ 做法

① 将鲜鱼肉洗净后切成小块。
② 红枣洗净泡发，去核备用。
③ 猪瘦肉洗净后切成小块，放入开水中焯一下。
④ 锅中加清汤烧开，放入红枣、瘦肉块、鱼块，煲40分钟，加盐调味即可。

十一、产后身痛

对产后身痛的认识

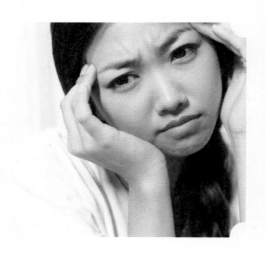

产后身痛是指新妈妈在产褥期间出现关节、腰、膝盖、足跟甚至全身酸痛、麻木等现象。这些症状可以同时出现，也可以单独存在。产妇虽然不进行重体力劳动，但长时间重复单一的劳动就容易引起该病的发生。产后腰腿痛以腰、臀和腰骶部疼痛为主，部分患者伴有一侧腿痛，疼痛部位多在下肢内侧或外侧，可伴有双下肢沉重、酸软等症状。有些新妈妈还会出现头晕心悸，舌淡红、少苔，脉细无力等症状。

引起产后身痛的原因

产妇产后腰腿疼痛的原因：一是因产妇分娩过程中引起骨盆各种韧带损伤，加上产后过早劳动，妨碍了骶髂关节的正常运动所致；二是由于产后休息不当，过于长久站立和端坐，致使产妇妊娠时所松弛了的骶髂韧带不能恢复，造成劳损；三是产后起居不慎，闪挫腰部以及腰骶部，以及腰骶部先天性疾病。

产后手脚痛的预防

❀ 注意充分休息，不宜做过多家务劳动，特别要注意减少手指和手腕的负担，少将手脚浸泡在冷水中。

❀ 休养的同时适当下床活动。

食材及食谱推荐

薏米、牛肉、猪肝、鱼、番茄、茄子、南瓜、胡萝卜、黑木耳、菠萝、梨、水蜜桃、干枣、五加皮等。

🍴 南瓜烧排骨

◉ 原料

排骨300克，南瓜100克，葱、姜、蒜各适量

◉ 调料

食用油、生抽、料酒、白糖、盐、鸡粉各适量

◉ 做法

① 将南瓜切厚片，改切成小块，排骨洗净剁成小块，倒入热水锅中氽煮片刻捞出，沥干水分备用。

② 热油起锅，加葱、姜、蒜爆香，倒入排骨、料酒、生抽，炒匀，加适量清水，加入盐、白糖，拌匀，大火煮开转小火煮20分钟。

③ 倒入南瓜，加鸡粉、水淀粉翻炒至入味即可。

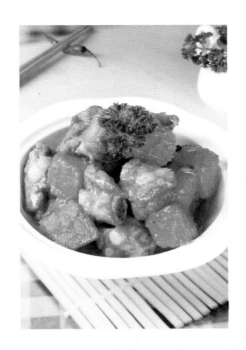

🍴 蛤蜊烩番茄

◉ 原料

大番茄1个，蛤蜊200克，红腰豆50克，葱段、姜片，清汤各少许

◉ 调料

盐适量

◉ 做法

① 蛤蜊浸泡半日，入沸水中加姜片、葱段煮至开壳，取蛤蜊肉备用。

② 红腰豆浸泡4小时，煮至八成熟。

③ 大番茄从1/3处切开，挖去子，即成番茄盅，切下部分切碎。

④ 将蛤蜊肉和红腰豆、番茄碎一起装入番茄盅内，撒入盐，淋入少许清汤，入蒸锅蒸8分钟即可。

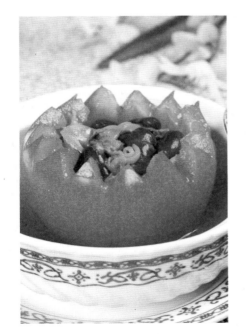

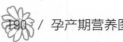

🍽 糯米红枣

⊙ 原料

红枣200克，糯米粉100克，圣女果、菠萝肉各30克

⊙ 调料

白糖30克，白芝麻少许

⊙ 做法

① 将红枣泡好去核，圣女果洗净对半切开，菠萝肉切块。

② 糯米粉加水揉成团，塞入去核的红枣中，装盘，放入蒸笼蒸熟后取出。

③ 白糖放入加有适量水的锅中溶化，再将红枣、圣女果、菠萝肉倒入锅中拌炒均匀，撒上白芝麻即可。

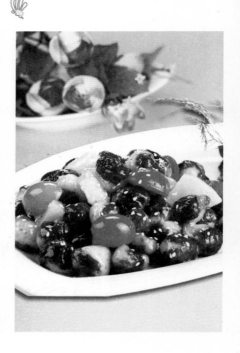

🍽 枸杞香菇炖牛肉

⊙ 原料

牛肉300克，香菇50克，枸杞15克，鲜汤适量，姜片各少许

⊙ 调料

盐、料酒、酱油各适量

⊙ 做法

① 牛肉洗净，切成大片，加入料酒、酱油、盐稍腌渍。

② 香菇加水泡发好，切成块，枸杞泡发后洗净。

③ 锅中放入鲜汤烧开，下入牛肉、姜片煮沸，转小火煲15分钟，下入香菇和枸杞，一起煲至牛肉熟烂，最后加盐调味即成。

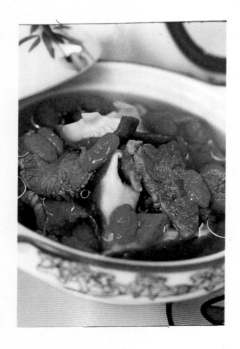

十二、产后养颜

产后皮肤和体形的不良表现

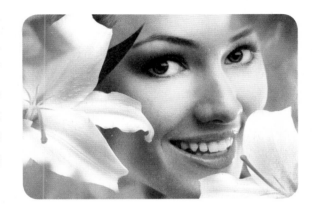

在孕期出现的面部色素沉着称为黄褐斑，由于它在鼻尖和两个面颊最为常见，且对称分布，形状像蝴蝶，所以也称为蝴蝶斑。由于怀孕后胎盘分泌雌孕激素增多而产生黄褐斑，在产后若护理不佳，这些黄褐斑便难以消除。

产后面部护理

在日常生活中，应注意以下几个方面，做到养护结合，逐步消除黄褐斑。保持平和的心态和愉快的情绪；每天要保证充足的睡眠；养成定时大便的习惯；多喝开水，可补充面部皮肤的水分，加快体内毒素的排泄；选择适当的护肤品，根据季节的不同选择防晒系数不同的防晒品，避免日晒。平时还可以因地制宜，利用手头上能够利用的东西进行美容。

日常饮食注意事项

注意日常多食含维生素C、维生素E及蛋白质的食物。维生素C可抑制代谢废物转化成有色物质，从而减少黑色素的产生，美白皮肤。维生素E能促进血液循环，加快面部皮肤新陈代谢，防止老化。蛋白质可促进皮肤生理功能，保持皮肤的弹性。少食油腻、辛辣、刺激性食品，忌烟酒，不喝过浓的咖啡。

食材及食谱推荐

猕猴桃、苹果、番茄、百合、红枣、桂圆、猪肝、鸡肝、鸭肝、鸡肉等。

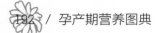

黄瓜雪梨柠檬汁

◉ 原料

黄瓜300克，雪梨140克，柠檬60克，蜂蜜15毫升

◉ 做法

① 黄瓜洗净去皮切成小块；雪梨洗净去皮，切瓣，去核，切小块；柠檬洗净切片，取汁备用。
② 取榨汁机，选择搅拌刀座组合，倒入黄瓜、雪梨，选择"榨汁"功能，榨取蔬果汁；倒入蜂蜜、少许柠檬汁，继续搅拌片刻。
③ 把榨好的蔬果汁倒入杯中即成。

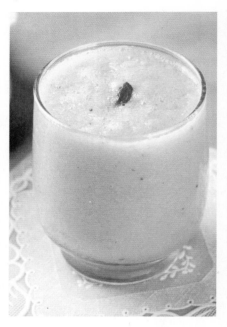

银耳百合莲子羹

◉ 原料

银耳30克，莲子100克，红枣4颗，干百合、枸杞各10克

◉ 调料

冰糖适量

◉ 做法

① 银耳泡发至软，撕成小朵；
② 莲子、红枣泡发1小时，洗净后将红枣切小。
③ 干百合、枸杞均泡发开，洗净。
④ 锅内放水烧开，下入泡发好的银耳、莲子、红枣一起熬煮1小时，再加入百合、枸杞，继续煮至汤汁浓稠，加冰糖煮溶即可。

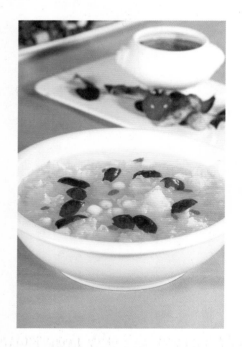

🍴 奶香红豆西米露

⊙ 原料

水发红豆60克，西米50克，牛奶200毫升

⊙ 调料

冰糖少许

⊙ 做法

① 锅中注水烧开，倒入西米，搅拌至透明后盛出，倒入备好的凉开水中；锅中倒入适量水大火烧开，倒入泡发红豆略搅拌，烧开后小火煮50分钟至熟软。
② 加入牛奶和冰糖，搅拌片刻至食材入味。
③ 将西米从凉水捞出，沥干水分后装碗，再将煮好的红豆牛奶浇在西米上即可。

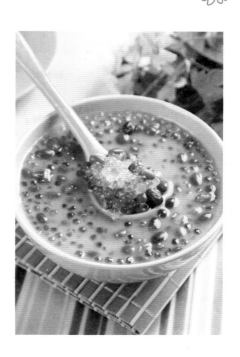

🍴 当归三七炖鸡

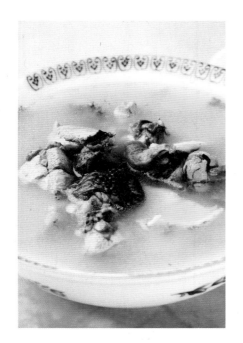

⊙ 原料

乌鸡块500克，姜片20克，当归10克，三七8克

⊙ 调料

盐3克，鸡粉2克，料酒7毫升

⊙ 做法

① 乌鸡块汆烫。
② 砂锅中注入清水烧开，倒入乌鸡块、姜片、当归、三七、料酒，煮沸后用小火煮约30分钟，至食材熟透。
③ 加入鸡粉、盐调味，转中火煮至汤汁入味；关火后盛出煮好的乌鸡汤，装入汤碗中即成。

十三、产后乳汁不足

对分泌乳汁的认识

在下丘脑分泌的泌乳素的作用下，新妈妈产后的第2~3天里，乳腺开始大量分泌乳汁。新妈妈通过婴儿吸吮乳头而产生泌乳反射，以增加泌乳素的分泌，保证乳汁的生成。

新妈妈乳汁不足主要有两种原因：一是乳络不畅通，乳汁运行受阻，从而导致乳胀且乳汁不足；二是新妈妈身体过于虚弱，脾胃功能弱，摄入的营养又不足，导致了产后乳汁不足。

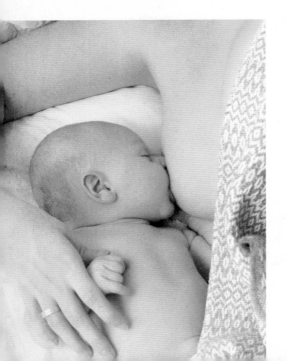

产后乳汁不足的调理

乳汁的分泌和品质与新妈妈的饮食营养有着密切关系，新妈妈若营养充足，则乳汁量多而且汁稠，反之则乳汁的量少且汁稀。所以新妈妈应当平衡饮食，确保饮食中含有充分的蛋白质和钙。可以根据新妈妈的口味选择不同的催乳汤，如花生炖猪蹄、鲫鱼汤、清炖乌鸡汤、酒酿蛋花汤等。但是要注意，不可饮用麦乳精等含麦芽的饮品，忌食刺激性强的食物。当新妈妈感到口渴时，要多次少量饮水，不要大量饮水，以免影响乳汁的质量。此外，下奶慢也不可心急，新妈妈要保持情绪稳定，因为越着急就更容易导致没奶水。

食材及食谱推荐

大豆、豆腐、赤豆、西蓝花、甘蓝、胡萝卜、石榴、椰子、火龙果、猪蹄、羊蹄、鲫鱼、乌鸡、牡蛎等。

通草鲫鱼汤

⊙ 原料

通草6克，鲫鱼350克，姜片少许

⊙ 调料

食用油、盐、料酒各适量

⊙ 做法

① 鲫鱼去鳞、内脏、鳃，洗净。
② 锅中放油烧热，下入姜片爆香，放入鲫鱼，将两面稍煎，倒入适量开水，大火煮开后加入通草，转中小火炖煮40分钟。
③ 加料酒、盐煮入味即可出锅食用。

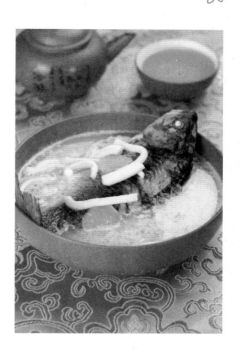

黑木耳红枣炖猪蹄

⊙ 原料

黑木耳20克，红枣15颗，猪蹄300克，姜2片

⊙ 调料

盐适量

⊙ 做法

① 黑木耳浸泡开后洗净，撕成小朵，红枣去核洗净。
② 猪蹄去净毛，斩成块，洗净后入沸水中余烫，捞出再冲净。
③ 将2000毫升清水倒入砂锅内，煮沸后加入猪蹄、木耳和红枣、姜片，大火煲开后改小火煲约3小时，加盐调味即成。

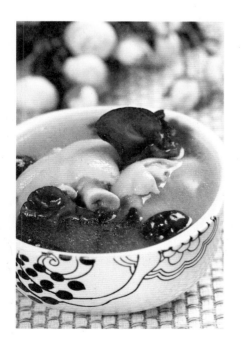

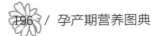

甜酒糟鸡蛋糖水

◉ 原料

鸡蛋4个，生姜一小块

◉ 调料

甜酒糟、红糖各适量

◉ 做法

① 将生姜洗净，拍破备用。
② 倒入适量的水到锅中并烧开，放入生姜、红糖并煮至红糖溶化。
③ 加入甜酒糟，待再次煮开后打入鸡蛋，煮熟即可。

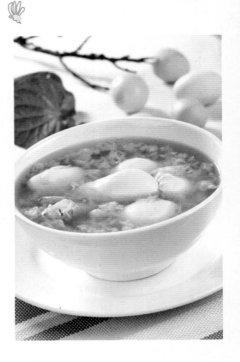

木瓜炖燕窝

◉ 原料

木瓜1个，燕窝12克

◉ 调料

冰糖适量

◉ 做法

① 燕窝发好，撕成小片，用开水余一下，再放入炖盅炖半小时。
② 木瓜洗净外皮，在1/3处剖开，挖去子，将燕窝装入木瓜内。
③ 冰糖加少许水烧开煮溶，淋入燕窝中，将木瓜燕窝放入蒸锅，隔水蒸15分钟即可。

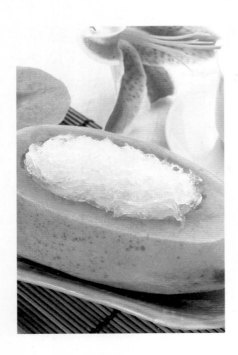

十四、产后抑郁

对产后抑郁的认识

产后抑郁症也叫产后忧郁症，是女性在生产后由于生理和心理因素造成的抑郁症。研究显示，50%～75%的女性都将随着孩子的出生会出现一定程度的焦虑、不安、情绪低落，多数女性征兆不明显或转瞬即逝，但10%～15%的女性这种情况会变得很强烈。

产后抑郁的调理

学会发泄：新妈妈如果每天能够花15分钟来放松，无论是通过深呼吸、冥想还是泡澡等方法，都有助于新妈妈缓解压力。

多睡眠：如果新妈妈能够补充失去的睡眠的话，她们发生抑郁的概率就会降低。

运动：新妈妈可以在饭后散步、呼吸新鲜空气。

学会减压：产妇应与丈夫好好地谈谈，说出自己成为母亲后的恐惧，以便及时找出解决的方法，尽快解决担忧。

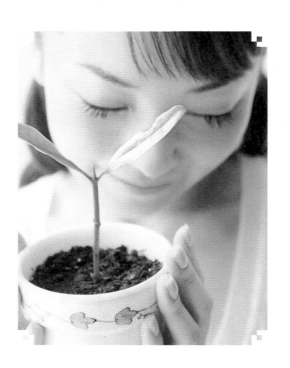

食材及食谱推荐

深海鱼、香蕉、葡萄柚、南瓜、大蒜等。

🍽 玫瑰红枣枸杞茶

◉ 原料

玫瑰花2克，枸杞、红枣、黄芪各少许

◉ 做法

① 用清水将玫瑰花、枸杞、红枣、黄芪分别冲洗一下，备用。

② 砂锅中注入适量清水，用大火煮沸，放入洗净的玫瑰花、枸杞、红枣和黄芪；

③ 用中火煮约5分钟至食材析出有效成分，盛出煮好的茶水。

④ 装入茶杯中，趁热饮用即可。

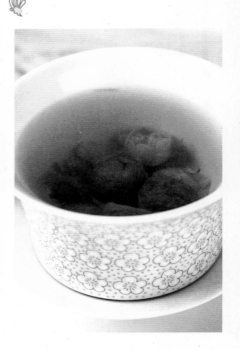

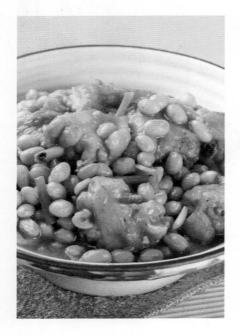

🍽 大豆焖鸡翅

◉ 原料

水发大豆200克，鸡翅220克，姜片、蒜末、葱段各少许

◉ 调料

盐2克，生抽2毫升，料酒6毫升，水淀粉、老抽、鸡粉、食用油各适量

◉ 做法

① 鸡翅洗净斩块，装入碗中，放入盐、生抽、料酒、水淀粉，抓匀，腌渍15分钟至入味。

② 用油起锅，放入姜片、蒜末、葱段，爆香，倒入鸡翅、料酒、盐、鸡粉、清水、大豆、老抽，炒匀上色，用小火焖20分钟至食材熟透，用大火收汁，倒入水淀粉勾芡。

③ 将锅中的材料盛出，装入碗中即可食用。

彩椒炒苦瓜

⊙ 原料

彩椒200克，苦瓜250克，姜片、蒜片各少许

⊙ 调料

食用油、盐、味精、白糖各适量

⊙ 做法

① 苦瓜、彩椒均去子洗净，切片。

② 锅中加水烧开，将苦瓜片下锅稍微焯烫一
　下，盛出沥水。

③ 锅中放油烧热，爆香姜片、蒜片，下入彩椒
　片、苦瓜片和剩余调料炒匀即可。

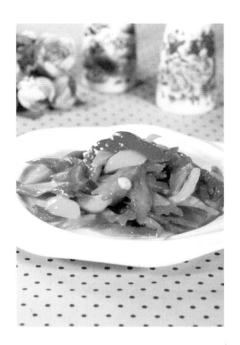

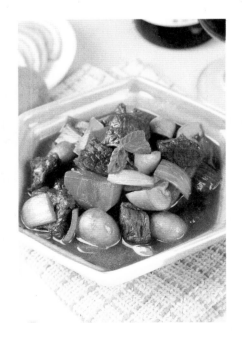

红酒炖牛肉

⊙ 原料

牛肉块500克，口蘑块200克，胡萝卜块、洋葱
块80克

⊙ 调料

食用油、盐、鸡粉各适量，红酒150毫升，番茄
酱40克

⊙ 做法

① 锅注水烧开，将牛肉块倒入锅中氽煮片刻，捞
　出，沥干水分备用。

② 锅注油烧热，倒入胡萝卜、洋葱、牛肉块、
　口蘑翻炒出香味，淋上红酒，加入番茄酱、
　盐，炒匀，关火，将菜肴盛出装入砂锅中。

③ 注入适量清水，大火煮开转小火慢炖1小时后放
　入盐、鸡粉，搅匀，出锅即可。

🍽 甘蓝瓜子炒鸡丁

⊙ 原料

青椒、紫甘蓝各100克，鸡胸脯肉150克，白芝麻、瓜子仁各20克

⊙ 调料

玉米油、盐、生抽、料酒、淀粉各适量

⊙ 做法

① 青椒去蒂、去子切丁，紫甘蓝切小片。

② 鸡胸脯肉洗净切丁，加料酒、淀粉、生抽拌匀，下入锅中加油滑炒至变色后捞出。

③ 锅中再放油，下入青椒丁和紫甘蓝片，炒匀后加剩余原料，加盐调味即可。

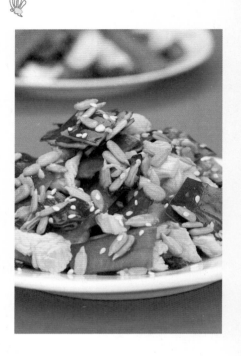

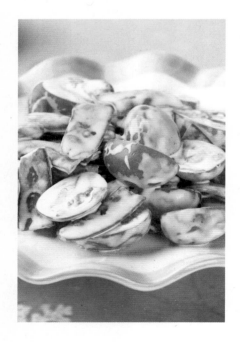

🍽 巴旦木仁蔬菜沙拉

⊙ 原料

巴旦木仁30克，荷兰豆90克，圣女果100克

⊙ 调料

盐2克，橄榄油3毫升，沙拉酱15克

⊙ 做法

① 圣女果洗净对半切开；荷兰豆洗净切成段。

② 锅中注水烧开，放入盐、橄榄油、荷兰豆，煮1分钟至熟，捞出备用。

③ 将圣女果放入碗中，加入荷兰豆、盐、橄榄油，搅拌均匀，加入沙拉酱、巴旦木仁，搅拌均匀盛出，装入碗中即可。